Das schwierige Kind

Einführung in die Kinderpsychiatrie

Von

Walter Züblin

3., überarbeitete Auflage

1972

Georg Thieme Verlag Stuttgart

Priv.-Doz. Dr. med. W. Züblin
Chefarzt des jugendpsychiatrischen Dienstes des Kantons Bern,
Bern, Effingerstraße 12

1. Auflage 1967
2. Auflage 1969
1. italienische Ausgabe 1971

Satz und Umbruch: Satzherstellung Adam Götz, Stuttgart-Bad Cannstatt
Druck: Druckhaus Dörr KG., Ludwigsburg

ISBN Thieme: 3 13 423703 2
ISBN dtv: 3 423 04048 3

Vorwort zur dritten Auflage

Gegenüber der 2. Auflage wurden zwei kleine Kapitel über Grenzpsychosen und über die Zusammenarbeit zwischen Jugendpsychiater bzw. Psychologen mit Heimerziehern beigefügt.

Bern, im Mai 1972 WALTER ZÜBLIN

Vorwort zur ersten Auflage

Die Kinderpsychiatrie ist, — wie die Psychiatrie überhaupt —, zurzeit in mächtiger Entwicklung begriffen. Dabei scheinen sich manchmal einzelne Richtungen vorderhand eher voneinander zu entfernen und es ist noch keineswegs möglich, alle Ergebnisse, die aufgrund verschiedener Fragestellungen gewonnen werden konnten, miteinander in Einklang zu bringen. Es zeichnet sich darüber hinaus die Wahrscheinlichkeit ab, daß bisher die Psychiatrie wenig berührende Forschungsrichtungen immer mehr auch für diese bedeutungsvoll werden, so z. B. die Biochemie, die Hirnforschung und die Verhaltenspsychologie, die alle in starker Entwicklung begriffen sind. Dies erschwert die Abfassung eines Lehrbuches für Kinderpsychiatrie sehr stark. Eine Zusammenfassung über Kinderpsychiatrie, wie sie hier vorliegt, kann natürlich niemals ein Lehrbuch ersetzen und noch viel weniger als ein solches eine auch nur einigermaßen umfassende Darstellung des ganzen Gebietes geben. Es muß sich darauf beschränken, den Umfang und die Möglichkeiten der Kinderpsychiatrie zu skizzieren, ohne auf die Diskussion vielfältiger und z. T. scheinbar widersprüchlicher Ergebnisse einzugehen, was in einem Lehrbuch für Kinderpsychiatrie möglich wäre. Die Aufgabe dieses Taschenbuches besteht darin zu orientieren und richtet sich dementsprechend nicht an Fachärzte. Es soll vor allen Dingen dem praktischen Arzt und bis zu einem gewissen Grade auch einem weiteren interessierten Publikum Hinweise geben und Möglichkeiten aufzeigen. Daß dabei gewisse Einseitigkeiten nicht vermieden werden konnten und daß andere Auffassungen beim heutigen Stand des Wissens ebensogut hätten vertreten werden können, ist dem Verfasser klar. Der geringe Umfang der Schrift zwang häufig dort zu Stellungnahmen, wo solche an sich heute noch problematisch sind.

Bern, im Juli 1967 WALTER ZÜBLIN

Inhaltsverzeichnis

Einleitung

Unter einem schwierigen Kind versteht man in der Regel eines, das erzieherische Schwierigkeiten bereitet. Diese Auffassung ist insofern einseitig, als sie von den Schwierigkeiten, die die Erzieher mit ihm haben, ausgeht. Es gibt aber auch Kinder, die zwar der Umgebung keine Schwierigkeiten machen, aber selber solche haben.

Im folgenden soll von beiden gesprochen werden. Je nach dem Wesen der Schwierigkeiten werden dabei einmal mehr psychiatrische, ein andermal eher pädagogisch-erzieherische Momente im Vordergrund stehen. Im Grunde genommen allerdings fallen die Ziele der Pädagogik und der Psychiatrie weitgehend zusammen. Pädagogische und psychiatrische Gesichtspunkte schließen sich ebensowenig aus wie ihre Methoden, und gerade bei der Betreuung des schwierigen Kindes kann der eine des andern oft nicht entraten, wenn auch je nachdem die pädagogische oder aber die psychiatrische Fragestellung im Vordergrund steht.

Das normale Kind braucht zu seiner Entwicklung, deren Ziel durch die Gesellschaft, deren Weltanschauung und Ideale bestimmt ist, Erziehung. Diese besteht weniger im Aufstellen von Geboten und Verboten, sondern darin, die Entwicklung des Kindes so zu beeinflussen, daß es Gebote und Verbote annimmt und so dazu kommt, die vorerst unbeherrschten Triebe so in die Persönlichkeit einzubauen, daß es einerseits sozial angepaßt ist und anderseits unter dieser Anpassung das in der Gesellschaft, in die es hineingeboren ist, übliche Maß an Selbstbestätigung, Glück und Zufriedenheit erleben kann, soweit dies von seiner Persönlichkeit und nicht von der Umwelt abhängt.

Die Kinderpsychiatrie und die Heilpädagogik kümmern sich um das Kind, das von Anfang an oder erst im Laufe der Entwicklung aus irgend einem Grund psychisch geschädigt ist und besonderer Maßnahmen bedarf, wenn es das normale Ziel der Erziehung im Rahmen des Möglichen erreichen soll. Die dazu nötigen Maßnahmen scheinen dabei manchmal beinahe rein ärztlich, ein andermal rein pädagogisch zu sein. In Wirklichkeit sind sie voneinander nie scharf abzugrenzen. Auf jeden Fall haben sie sich, wenn sie verschieden sind, gegenseitig zu ergänzen.

Zur normalen Entwicklung des Kindes sind gewisse Voraussetzungen unumgänglich. Dazu gehören ein Minimum an Sicherheit, die Geborgenheitsgefühl bewirkt, und ein Minimum an Forderung und Entbehrung, ohne das die Entwicklung stehen bleibt. Dies gilt auch für das schwierige, d. h. psychisch gestörte Kind. Es ist bei ihm aber oft sehr viel schwieriger als beim normalen Kinde festzustellen, wie bei ihm infolge seiner Störung das richtige Maß von Geborgenheit und von Frustration eingeschätzt werden kann (berechnen läßt es sich ohnehin nicht). Dabei helfen einerseits eine allfällig vorhandene Erfahrung des Erziehers, andererseits das Wissen des Kindespsychiaters. Er erzieht zwar direkt wenig; dafür ist er um so eher imstande, die Schwierigkeiten des Kindes zu erkennen und sie auf Grund dieser Erkenntnis entweder zu beheben oder wenigstens zu bessern, mindestens aber dem Erzieher Anhaltspunkte dafür zu geben, wie er sich mit seinen Forderungen und seinem Gewähren anzustellen hat, damit er das Kind so gut als möglich fördern kann. Er ist so je nachdem einmal vorwiegend Berater, ein andermal vorwiegend Therapeut und sehr oft beides zugleich. Immer aber wird sein Ziel sein, Maßnahmen zu treffen, die ein psychisch gestörtes Kind soweit bringen, daß es (wieder) der normalen Erziehung unterzogen werden kann. Dieses Ziel kann allerdings nicht immer erreicht werden, so daß das Kind zu seiner optimalen Entwicklung ständig besonderer erzieherischer Maßnahmen und psychiatrischer Behandlung bedarf. Der Erzieher wirkt wesentlich durch seine Fähigkeit, dem Kinde das Gefühl der Geborgenheit zu verschaffen, von ihm zu fordern, und beides ist ihm nur möglich, wenn er vom Kinde als Autorität erlebt wird. Nur so kann er ihm Vorbild sein. Das Kind entwickelt sich aber zum normalen Erwachsenen nur dann, wenn es Erwachsene nachahmt. Das Anbieten eines nachahmbaren Vorbildes ist wohl das wichtigste Mittel der Erziehung, dem Gebote und Verbote als verhältnismäßig unwesentliche Mittel zur Seite stehen. Eine Erziehung, die nur auf das Durchsetzen von diesen beiden beruht, ist reine Dressur, die weder zur Bildung einer normalen Persönlichkeit führt, noch – auf die Dauer – eine soziale Anpassung gewährt. Ein Erzieher kann aber nur dann zum Vorbild werden, wenn er das Kind liebt und, was sich daraus nicht immer selbstverständlich ergibt, vom Kind geliebt wird. Ein Erzieher, der keine individuelle affektive Beziehung zum Erziehenden hat und der vom Kinde nicht als Einzelperson erlebt wird, ist für das Kind vielleicht ein Vertreter von etwas Übermächtigem, aber in seinen Wirkungen niemals ein Erzieher, weil er von ihm nicht geliebt werden kann.

Die in unserer Gesellschaft normale Familie vermittelt dem normalen Kind alles, was es zur Entwicklung und Auseinandersetzung mit der weitern Umwelt nötig hat. Die gestörte Familie ist dazu nicht oder nur bis zu einem gewissen Grade fähig. Umgekehrt ist die normale Familie oft nicht fähig, dem gestörten Kinde das zu seiner optimalen Entwicklung Nötige zu geben, da sie nach den üblichen Methoden und dem Gewohnten entsprechend erzieht, damit aber das gestörte

Kind falsch behandelt. Das übliche Verhalten des Erwachsenen dem Kinde gegenüber wird zu einem guten Teil durch das normale Verhalten des Kindes ausgelöst, ohne daß der Erwachsene sich darüber Gedanken zu machen braucht. So richten sich Art und Maß der erzieherischen Forderungen z. B. weitgehend nach der Körpergröße. Bei gestörten Kindern, sogar wenn die Störung primär den Körper betrifft, versagt diese unreflektierte Art des erzieherischen Verhaltens. Eine dem Kinde angepaßte Erziehung ist nur noch möglich, wenn die Maßnahmen auf Grund von Feststellungen und Überlegungen dem abwegigen Kinde angepaßt werden. Derartige Maßnahmen, von der üblichen Erziehung oft in hohem Maße verschieden, sind dann besonders schwierig durchzuführen, wenn sie dem Gewohnten nicht entsprechen oder sogar widersprechen, da sie gegen das „Gefühl" oder den sogenannten „gesunden Menschenverstand" gehen. Anderseits benötigen die richtigen Überlegungen oft ein Wissen heilpädagogischer psychologischer oder psychiatrischer Art, das dem Erzieher, der nicht besonders ausgebildet ist, nicht zur Verfügung steht.

Wenn im folgenden scheinbar vor allen Dingen der kinderpsychiatrische Standpunkt dargestellt wird, so darf nicht vergessen werden, daß es gerade kinderpsychiatrische Überlegungen sind, die die richtige Erziehung schwieriger Kinder manchmal wesentlich erleichtern, gelegentlich aber erst möglich machen, und daß darüber hinaus psychische Störungen bei Kindern oft als bloße Unarten verkannt werden. Dies hat dann zur Folge, daß entweder ein großer aber falsch angewandter erzieherischer Aufwand nutzlos vertan wird oder, aber daß er sogar als zusätzliche Schädigung den Zustand des schwierigen Kindes verschlimmert, obwohl er in guter Absicht und mitunter sogar aus echter Liebe aufgebracht wurde.

Die vor allem kinderpsychiatrische Fragestellung dieser Schrift soll dem Erzieher möglich machen, seine Erziehungsmethoden so auf das schwierige Kind einzustellen, daß sie zum optimalen Erfolg führen. Sie soll ihm aber, soweit dies auf Grund einer kurzen Einführung geschehen kann, auch helfen, die Grenzen seiner Erziehungsmöglichkeiten zu sehen. Die Probleme und Besonderheiten, die sich heute auch bei der Erziehung des normalen Kindes ergeben und die ganz allgemein sind (und damit eben im Rahmen der Norm bleiben), werden nicht diskutiert, da sie eben nicht dem „schwierigen Kind" sondern mit den „schwierigen Zeiten" zu tun haben, in denen wir zu leben das Privileg haben.

Was die Erzieher vom Kinderpsychiater erwarten

Die Erzieher bringen ihr Kind in der Regel eines Symptoms wegen zum Arzt, in der Meinung, er könne es beheben. Das betreffende

Symptom ist für sie störend, sei es, daß es eine Krankheit oder eine Störung der Weiterentwicklung vermuten läßt, sei es, daß es das Zusammenleben stört, Schuldgefühle erweckt oder den Eltern ihre erzieherische Ohnmacht beweist. Gelegentlich wird der Kinderpsychiater auch aufgesucht, um das Kind im Kampf gegen den Ehepartner einzusetzen oder um die eigene Unschuld an psychischen Störungen des Kindes beweisen zu lassen. Naiverweise wird vom Kinderpsychiater oft erwartet, daß er durch ein Machtwort oder ein einfaches Rezept die Schwierigkeiten behebe. Oft fehlt bei den Erziehern das Verständnis dafür, daß der Arzt vorerst eine Diagnose stellen muß und daß er zu diesem Zwecke meistens langwierige Untersuchungen und Erhebungen machen muß, da nicht das einzelne Symptom, sondern die Persönlichkeit des Kindes und seine Bezüge zur Umwelt erfaßt werden müssen. Oft braucht es auch einigen Aufwand, den Eltern verständlich zu machen, daß anstelle einer einfachen Vorschrift oder Ermahnung des Kindes eine mehr oder weniger langdauernde Behandlung nötig ist. Es empfiehlt sich, die Eltern auf diese Tatsachen von Anfang an aufmerksam zu machen.

Problematik der Diagnose

Das Verständnis der psychiatrischen Diagnostik bietet aus verschiedenen Gründen Schwierigkeiten: Die Diagnose ist das Produkt verschiedenster Kriterien, in der Kinderpsychiatrie noch mehr als sonst in der Medizin. Diagnosen können das Ergebnis einer Frage nach der Ätiologie sein (z. B. der Begriff des psychoorganischen Syndroms). Sie können aber auch rein beschreibend einen bestimmten Zustand bezeichnen (z. B. Autismus). Sie können sich ferner auf den Stand der psychischen Entwicklung beziehen (z. B. Retardation, Akzeleration). Die einen Diagnosen sind naturwissenschaftlichen Fragestellungen verpflichtet (z. B. die Bezeichnungen der psychischen Störungen infolge organischer Hirnstörung), andere (z. B. der Begriff der Verwahrlosung) entstammen dem Gebiete der Pädagogik und richten sich daher in erster Linie nach kulturellen und sozialen Gegebenheiten. Die Schwierigkeiten werden aber noch größer, weil oft einzelne diagnostische Begriffe von verschiedenen Autoren verschieden verwendet werden. So wird z. B. der Begriff der Neurose von den einen ausschließlich im analytischen Sinn, von andern als Bezeichnung jeder psychogenen Störung verwendet. Unter Schizophrenie wird einmal eine spezifische Krankheit, ein andermal ein psychotischer Zustand, z. B. auch infolge einer organischen Hirnstörung, verstanden. Eine allgemeinverbindliche feste Ordnung der Nomenklatur, die für die Kinderpsychiatrie verbindlich ist, fehlt noch weitgehend.

Diese Besonderheiten haben verschiedene Gründe. Der wichtigste liegt in der Tatsache, daß die Psychiatrie die Störungen der menschlichen Psyche nicht nur von einem Aspekt untersuchen darf, wenn sie auf ihre vielfältige Bedingtheit Rücksicht nehmen will, was sie muß, soll sie nicht schon an ihrer Einseitigkeit scheitern. Es müssen verschiedene Fragestellungen gewählt werden, was bewirkt, — da sie die Antwort präjudizieren — daß verschiedene Antworten bei der Beurteilung eines einzigen Zustandes erhalten werden können. So kann z. B. eine psychische Störung in bezug auf ihre organische Ursache oder aber ihre Psychogenese hin untersucht werden, wobei man jeweils eine Antwort erhält. Spezielle Fragestellungen geben Teilresultate eines Ganzen, das wohl nie erfaßt werden kann, an das aber eine praktisch verwertbare Annäherung sehr oft möglich ist. Die Fragestellungen sind dementsprechend Instrumenten zu vergleichen, die einerseits dem Untersucher handlich sind, die aber anderseits jedem Patienten und seiner Störung angemessen sein müssen und die darüber hinaus miteinander kombiniert werden müssen, nicht anders als bei einer Operation vom einen dieses, vom andern ein anderes Instrument verwendet wird, eine Operation aber eine Vielzahl von Instrumenten benötigt, die zweckentsprechend benützt werden müssen.

Um die Sache noch komplizierter zu gestalten, kommt dazu, daß der gleiche Patient sehr wohl Störungen aufweisen kann, die durch eine Kombination verschiedener Ursachen bewirkt werden, z. B. solche organischer und milieubedingter Art und daß dabei einmal die Ursachen in gleicher Richtung wirken, ein andermal sich im Effekt wesentlich beeinflussen.

Die Fragestellungen sind aber nicht bloß Folge rein wissenschaftlicher Anschauungen, sondern darüber hinaus — wie jede Wissenschaft — bedingt durch die Weltanschauung, die Kultur und damit auch durch die Zeit, in der wir leben. Schließlich sind sie auch mitbestimmt durch die Subjektivität des Untersuchers, dessen persönliche Gleichung bei der Diagnostik und bei der Beurteilung eines Patienten immer eine gewisse Rolle spielt.

Zur Beurteilung eines Patienten, die das Ziel hat, Maßnahmen zu finden, die ihn heilen oder seinen Zustand wenigstens bessern, darf aber nicht bloß seine Störung diagnostisch ergründet werden. Es gilt viel mehr, den ganzen Menschen und darüber hinaus sein Milieu möglichst genau zu erfassen, was natürlich die Grenzen der üblichen medizinischen Diagnostik überschreitet. Die praktische Psychiatrie kann sich nicht damit begnügen, psychische Störungen zu etikettieren, sondern verlangt eine Beurteilung des Menschen mit allen seinen kranken, aber auch seinen gesunden Seiten. Darüber hinaus müssen auch die Möglichkeiten einer Wandlung der Zustände beurteilt werden. Die Situation des Patienten muß daher nach verschiedensten Gesichtspunkten erfaßt werden, damit dann unter verschiedenen möglichen ärztlichen Maßnahmen die richtige oder wenigstens eine der vorerst offensichtlich vernünftigen durchgeführt werden kann. Diese muß nötigenfalls mit weiteren Maßnahmen kombiniert oder später allenfalls durch andere ersetzt werden.

Diese Ausführungen gelten selbstverständlich im Prinzip für die ganze Medizin. Es ist aber wohl die Psychiatrie (und damit auch die Kinderpsychiatrie), die diese Gegebenheiten deutlicher und eindrücklicher bewußt werden läßt als viele andere Gebiete der Medizin. Sie beruhen auf nichts anderem als auf der alten Wahrheit, daß die ärztliche Tätigkeit zwar auf wissenschaftlichen Erkenntnissen fußen muß (die keineswegs ausschließlich aus dem Bereiche der Naturwissenschaft stammen), daß sie aber in der Praxis der Kunst ebenso nahe verwandt ist wie der Naturwissenschaft. Diese ist schließlich immer eine empirische Lehre, die auf statistischen Wahrheiten beruht, die für den Einzelnen nicht unbedingt zutreffen, deren Ergebnisse der Wandlung unterworfen sind und die, wenigstens heute noch, keineswegs in der Lage ist, alle Daten zu liefern, die zur vollkommenen Erfassung eines Menschen notwendig wären.

Diagnose und psychische Wirklichkeit

Es kann kein Zweifel sein, daß die Psychiatrie, soweit sie Wissenschaft ist, ohne diagnostisches Schema nicht auskommen kann, sind doch wissenschaftliche Ergebnisse jeweils nur aus Untersuchungen von Patienten einer bestimmten Gruppe zu erwarten. Wissenschaftliche Diskussionen über psychische Störungen sind ohne Schema unmöglich. Auf der andern Seite ist der psychisch kranke Mensch, gleichgültig ob in seiner Kindheit oder als Erwachsener, nicht mit einer Diagnose zu erfassen. Man behandelt nicht eine psychische Störung oder eine psychische Krankheit, sondern einen leidenden Menschen, der durch eine große Zahl von Einflüssen und Gegebenheiten leidend geworden ist. „Reine Fälle" bzw. „typische Störungen" sind seltener als die anderen. Werden sie einmal gefunden, so darf die Freude am „schönen Fall" nicht die Tatsache verdecken, daß der Untersucher wohl eher einseitig gefragt hat, als daß er auf einen „typischen Fall" gestoßen ist. Nicht selten zwingt der Verlauf einer Behandlung, eine anfangs vermeintlich eindeutige Diagnose zu modifizieren. So drängen sich z. B. im Verlauf einer Betreuung eines Patienten mit anfangs scheinbar eindeutiger psychogener Störung organisch bedingte Symptome in das Blickfeld des Arztes, und oft erleuchtet die Psychogenese die Entstehung einzelner Symptome bei einer organisch mitbedingten Störung. Es ist prinzipiell unmöglich, rein organische Störungen von psychogenen im konkreten Fall voneinander abzugrenzen, da die Trennung von Körper und Seele eine Fiktion ist. Es gehen auch für die kinderpsychiatrische Fragestellung wie immer beim Menschen von Anfang an Milieu und Konstitution (bzw. angeborene Faktoren) Hand in Hand. Die Zuteilung einer psychischen Störung zur Gruppe der psychogenen Störungen bzw. zur Gruppe einer organisch bedingten (z. B. angeborenen) Störung richtet sich häufig nach dem, was für den Untersucher im Vordergrund steht. Diese Tatsachen bewirken große Schwierigkeiten bei wissenschaftlichen Untersuchungen, da diese bei speziellen Fragestellungen einige Faktoren hervorheben und allzuleicht andere vernachlässigen. Sie erklären auch scheinbar widersprüchliche Diagnosen beim gleichen Patienten durch verschiedene Untersucher und erschweren Vergleiche von Ergebnissen verschiedener Untersucher in hohem Maße. Für die *praktische Tätigkeit* des Arztes legen sie nahe, eine Diagnose zwar zu stellen, sie aber vor allem als Arbeitshypothese zu betrachten. Bringen die therapeutischen Maßnahmen auf Grund der Hypothese Erfolg, so erübrigen sich weitere. Ist dies aber nicht der Fall, so gilt es, die Fragestellung auszuweiten und damit neue Möglichkeiten einer Behandlung zu finden. Dabei muß die erste Diagnose keineswegs aufgegeben werden. Sie kann an sich zwar richtig gewesen sein; hingegen war sie nicht umfassend genug. Sehr häufig ist eine erfolgreiche Behandlung erst möglich, wenn sie von verschiedenen Gesichtspunkten ausgeht, wenn also verschiedene Methoden (z. B. psychotherapeutische und medikamentöse) kombiniert werden. Es wäre aber falsch, auf Grund der Wirksamkeit einer derartigen Kombination zu schließen, daß der Patient an zwei (oder noch mehr) verschiedenen psychischen Krankheiten gleichzeitig gelitten habe. Es handelt sich lediglich um die Erfassung ein und derselben Störung von zwei oder mehreren verschiedenen Gesichtspunkten aus.

Die Diagnose ist auf Grund einer möglichst umfassenden Untersuchung zu stellen. Diese betrifft die Vorgeschichte, das Milieu, in dem das Kind lebt (vor allem die eigene Familie und die Schule) — wobei eine Beurteilung der Eltern und der übrigen Familienmitglieder sowie anderer wichtiger Personen, z. B. des Lehrers, nötig sind —, und schließlich die Untersuchungen und Beobachtungen am Kind selbst, zu denen auch testmäßige Untersuchungen gehören. Es ist darauf hinzuweisen, daß eine genaue Kenntnis der Anamnese und eine sorgfältige Beobachtung des Kindes sehr oft mehr zum Verständnis der Störungen gibt als die Ergebnisse einer ganzen Test-Batterie.

Anamnese (Vorgeschichte)

Die Aufnahme der Anamnese benötigt neben ärztlichem Geschick und Kenntnis der wesentlichen Kriterien viel Zeit. Im allgemeinen empfiehlt es sich, die Auskunftsperson vorerst frei und ungelenkt schildern zu lassen und erst nachher systematisch vorher nicht berührte Punkte zu erörtern. Dabei fährt man gut, zuerst nach den durchgemachten Krankheiten zu fragen, da dies vom Auskunftgeber (meistens ist es die Mutter) erwartet wird und ihm Zeit gibt, sich auf den Arzt einzustellen und Kontakt zu ihm zu finden. Dies ist von großer Wichtigkeit, da der Auskunftsperson vielleicht sehr bald zugemutet werden wird, Dinge zu erwähnen, die ihr unangenehm sind. Psychische Störungen bei Kindern geben außerordentlich häufig Anlaß zu Schuldgefühlen bei den Eltern. Dies wirkt sich selbstverständlich auf das aus, was die Eltern dem Arzt bei der Erbehung der Anamnese mitteilen, sei es, daß sie wesentliche Umstände, die für sie mit Schuld erfüllt sind, verschweigen; oder — was wohl häufiger vorkommt — vergessen, oder aber daß sie Ereignisse überwerten und dramitisieren. Darüber hinaus bewirkt das Kausalitätsbedürfnis oft, daß Ereignisse, — z. B. Stürze —, in den Vordergrund geschoben und daher vom Arzt leicht überbewertet werden. Sehr oft werden wichtige Geschehnisse erst nach dem voläufigen Abschluß der Untersuchung, z. B. unter der Türe oder anläßlich eines Telefonanrufes erwähnt, ganz besonders wenn sie für den Auskunftgeber unangenehm sind.

Die Feststellung des Zeitpunkts des Auftretens psychischer oder körperlicher Störungen, aber auch des Beginns normaler entwicklungsbedingter Fähigkeiten und Erscheinungen ist oft von großer Bedeutung. Allerdings gelingt sie oft nur mangelhaft. Tatsachen werden leichter im Gedächtnis behalten als die Zeit des Geschehnisses. So sind genaue Zeitangaben oft in erster Linie Ausdruck des guten Willens der Auskunftsperson, ohne der Realität zu entsprechen. Oft ist es daher angezeigt, nicht nach den Daten eines Geschehens sondern nach zeitlichen Fixpunkten zu fragen. So kann z. B. gefragt werden, ob ein Ereignis stattgefunden habe, bevor das Kind gehen konnte, bevor es zur Schule ging usw. Häufig kann auch besser angegeben werden, ob ein Entwicklungsschritt zur Zeit, verspätet oder verfrüht stattgefunden habe, ohne daß genauere Zeitangaben möglich sind. Dies ist besonders dann der Fall, wenn die Eltern Vergleiche mit der Entwicklung weiterer Kinder machen konnten.

Haben die Eltern oder Erzieher ihre spontanen Aussagen gemacht, so muß die Kenntnis der Anamnese durch direkte Fragen erweitert werden. Auf jeden Fall hat sich der Kinderpsychiater, abgesehen von Krankheiten und äußerem Lebenslauf über folgendes zu orientieren:

Verlauf der Schwangerschaft

Termin und Verlauf der Geburt

Zustand des Kindes bei der Geburt, Geburtsgewicht,

Auftreten und Dauer eines Ikterus

Zuckungen nach der Geburt

Verhalten beim Trinken

Gewichtszunahme

Zeitpunkt des ersten Sitzens, Gehens und Stehens

Reinlichkeitserziehung

Zeitpunkt des Erreichens der Reinlichkeit

a) mit Stuhl
b) mit Urin tagsüber
c) mit Urin nachts

Entwicklung der Sprache
Affektives Verhalten des Säuglings (Kontakt zur Umwelt, Fremden)

Aktivität des Säuglings (Bewegungsfreudigkeit, Schlafstörungen usw.)

Trotzphase (wann, wie stark, erzieherische Maßnahmen)

Verstimmungen, Labilität, Reizbarkeit (immer oder nur zeitweise)

Verhalten im Kindergarten (zur Kindergärtnerin, zu den andern Kindern, Konzentrationsfähigkeit, Ausdauer, Geschicklichkeit)

Alter beim Schuleintritt

Schulerfolg in bezug auf Leistungen, Repetitionen, Versetzungen in andere Schulen

Sozialverhalten in und außerhalb der Schule (Geschwister, Freunde usw.)

Freizeitgestaltung, Interessen, Spielverhalten

Zeitpunkt des Auftretens der Pubertät

Äußerungen der psychischen Sexualität

Berufswahl

Damit sind wesentliche Punkte erwähnt. Selbstverständlich müssen, abhängig von jedem einzelnen Patienten, oft noch weitere Angaben erfragt werden, die in der Aufstellung nicht berücksichtigt sind. Dazu gehören selbstverständlich das erste Auftreten und der Verlauf der Störung, die Anlaß zur Untersuchung gegeben hat.

Erfassung des Milieus. Milieuanamnese

Das Kind ist von seinem Milieu abhängiger als der Erwachsene, und seine Entwicklung wird von ihm in hohem Maße mitbestimmt. Es hat, im Gegensatz zum Erwachsenen, nur selten die Möglichkeit, ein Milieu, das ihm nicht behagt, zu meiden und sich die Beziehungen äußerlich frei auszuwählen, die ihm passen. Auf der andern Seite allerdings provoziert es durch sein Verhalten Milieureaktionen. Es schafft sich sein Milieu z. T. selber.

Die Erfassung des Milieus bereitet oft große Schwierigkeiten. Während das Kind untersucht werden kann, muß das Milieu weitgehend erfragt werden. Dabei bestehen im Grunde die gleichen Schwierigkeiten wie bei der Erhebung der Anamnese des Patienten. Auch hier werden einzelne Ereignisse und Zustände in der Umgebung des Kindes oft nur sehr ungern von den Auskunftspersonen erwähnt, einerseits weil sie deren Wichtigkeit nicht einsehen, andererseits weil sie wie die Vorgeschichte des Kindes die Intimsphäre berühren und überdies bei der Auskunftsperson die Ansicht herrschen kann, daß sich der Untersucher um das Kind und nicht um Dinge, die ihn eigentlich nichts angehen, kümmern sollte. Trotzdem wird es, wenn auch oft nach längerer Zeit, möglich sein, die wesentlichsten Milieufaktoren zu erfassen oder wenigstens mit einiger Wahrscheinlichkeit zu vermuten und auch die Atmosphäre, in der das Kind lebt, zu beurteilen. Manchmal gibt ein Besuch im Milieu selbst wesentliche Anhaltspunkte, die einem bei der Befragung entgehen.

Zur Beurteilung des Milieus gehört vor allem die Beurteilung der dem Kinde am nächsten stehenden Erwachsenen, meistens der Eltern, manchmal auch von Miterziehern, die in der Familie wohnen, bei Kindern aus Kinderheimen natürlich die Beurteilung des Heimes und des Erziehers, der sich dem Kinde besonders zu widmen hat. Anhaltspunkte geben sich schon im Kontakt mit der das Kind begleitenden Person und der Art, wie diese über das Kind spricht. Angaben über die Schulbildung und den Beruf der Eltern, über die Art der Ausübung des Berufs, über die Zeit, die die Eltern dem Kinde widmen können und die sie ihm tatsächlich widmen, sind von großer Wichtigkeit. Längere Abwesenheit von Vater und Mutter, unregelmäßige Arbeitszeit des Vaters, Berufstätigkeit der Mutter beeinflussen das Milieu sehr stark. Die ehelichen Verhältnisse der Eltern sind oft schwierig zu erfahren, es wäre denn, daß sich ein Elternteil am andern rächen wollte und so die Schwierigkeiten zur Sprache bringt. Nicht weniger wichtig als die Beziehungen der Eltern unter sich und zum Patienten sind die Beziehungen der Eltern zu den Geschwistern des Patienten und die Art des Verhaltens der Geschwister unter sich und zum Patienten. Zu ihrer Erfassung ist die Kenntnis der Schwierigkeiten, die die Geschwister zu Hause und auswärts haben und machen, unumgänglich. Die finanziellen Verhältnisse sind manchmal schwieriger zu erfahren als die intimen Schwierigkeiten der Ehe der Eltern. Wichtiger als die Höhe des Einkommens ist dabei die Art, wie das Geld ausgegeben wird, ob finanzielle Opfer gebracht werden, um ein besonderes Ziel der Familie (bzw. des Vaters oder der Mutter) zu erreichen, ob die Familie mit dem Geld auskommt usw. Dies alles trägt zur Formung des Lebensstils bei. Über diesen läßt sich oft vieles erfahren, wenn Angaben über die Art, wie die Familie die Sonntage, die Ferien und die Feste verbringt, vorliegen. Wichtig ist ferner die Kenntnis der tragenden Weltanschauung der Familie, falls eine solche vorhanden ist, ob sie nun auf der Religion, auf Tradition, auf politischen Überzeugungen oder was auch immer beruht. Unter Umständen wirft auch die Art, in der sich die Familie zu Nachbarn, Freunden und Bekannten verhält, ein Licht auf die Störungen des Kindes.

Aber auch scheinbare Äußerlichkeiten müssen zur Beurteilung zugezogen werden. Die Geschichte des Kindes ist eng mit der Geschichte der Familie verknüpft, und es ist nicht unwesentlich, ob die Familie den Wohnort oder wenigstens die Wohnung oft wechselt oder seßhaft ist, ob sie im eigenen Haus oder in einer engen Mietwohnung lebt usw. Auch spannungsgeladene Zeiten, die die Familie durchmachte, müssen erfaßt werden. Zu diesen gehören nicht nur eine zeitweise gesundheitliche oder soziale Beeinträchtigung einzelner Familienmitglieder, sondern ebenso sehr Geschehnisse wie z. B. die Gründung eines eigenen Geschäftes durch den Vater, Erbschaftsangelegenheiten, Prozesse, beruflicher und finanzieller Aufstieg usw. usw.

Selbstverständlich erstrecken sich die Milieuanamnese und -erfassung nicht bloß auf die eigene Familie. Ebenso wichtig ist die Kenntnis der weiteren Umgebung des Kindes, in erster Linie der Schule, die es besucht und der Kameraden, mit denen es spielt, aber auch der Erwachsenen außerhalb der Familie, zu denen es Beziehungen aufrecht erhält. Die Schilderung des Lehrers durch die Eltern ist oft stark vom subjektiven Erleben gefärbt. Dann geben die Schulhefte mit den Korrekturen des Lehrers und der Bericht des Lehrers über ein Kind bessere Anhaltspunkte als die Aussagen der Mutter, und oft lassen sich die Beziehungen zwischen Lehrer und Kind am besten erfassen, wenn das Kind über die Schule erzählt und der Arzt mit dem Lehrer gesprochen hat.

Die Schwierigkeiten in der Beurteilung des Milieus gründen aber nicht nur auf dem subjektiven Erleben der Auskunftsperson und der Tatsache, daß sie Fakten entstellen und verschweigen, sondern auch auf der Subjektivität des Psychiaters, der so gut wie immer darauf angewiesen ist, sich ein Bild über das Milieu zu machen, ohne genügend objektive Anhaltspunkte zu haben. Daß dabei seine Meinungen und Vorurteile mitspielen, ist eine Folge der Unvollkommenheit des Menschen an sich. Der Psychiater hat sich dessen bewußt zu sein. Nur so ist er in der Lage, seine Beurteilung des Milieus als provisorisch zu erkennen, und nur so kann er auf Grund weiterer Auskünfte und Beobachtungen seine Beurteilung des Milieus immer mehr den Tatsachen annähern. Dabei neigt der Anfänger oft dazu, den Fehler nicht beim Kind zu sehen, sondern bei den Eltern oder beim Lehrer. In Tat und Wahrheit ist der Satz: „Die Eltern sind an allem schuld" grundfalsch, und schlechte Lehrer sind lange nicht so häufig, wie dies viele Eltern psychisch gestörter Kinder wahrhaben wollen. Es liegt nahe, Auskünfte über das Milieu vor allem von den Eltern zu erwarten. Es zeigt sich aber, daß oft der Patient selbst sehr wichtige Angaben machen kann, sei es durch direkte Aussagen oder aber durch Zeichnungen usw. Manchmal ergibt eine Familienzeichnung Hinweise, die das Bild, das auf Grund elterlicher Angaben entstand, ganz bedeutend modifizieren.

Familienanamnese

Die Kenntnis der Familie auch außerhalb des Milieus, in dem das Kind lebt, gibt oft zur Beurteilung des Kindes wesentliche Anhaltspunkte. Selbstverständlich sagen Zahl der Geschwister und Onkel und Tanten sowie ihr Alter allein kaum etwas, wohl aber Angaben über ihre Lebensbewährung. Von großer Wichtigkeit sind dazu Angaben über das Verhalten der Verwandten in ihrer Kindheit, wenn solche erhalten werden können, aber auch über allfällige körperliche Krankheiten und Besonderheiten. Sehr oft können Lebensgeschichten Verwandter wesentliche Hinweise für die Stellung der Prognose geben. (Darüber hinaus ergeben sich bei der Erhebung der Familienanamnese meistens wesentliche Anhaltspunkte über den Stil der Familie. Es ist z. B. nicht das gleiche, ob die Eltern sich über eine gute Kenntnis der Sippe, der sie entstammen, ausweisen können oder ob sie schon nicht mehr über den Beruf ihrer Großväter orientiert sind und nicht einmal wissen, wo ihre eigenen Geschwister leben und was sie treiben. Darüber hinaus zeigen sich bei der Erhebung der Familienanamnese oft Ängste der Eltern, die z. B. befürchten, ihr psychisch gestörtes Kind leide an einer Geisteskrankheit, weil Geisteskranke in der Familie vorkommen usw.)

Technik der Aufzeichnung der erhaltenen Angaben

Die Angaben über das Milieu und die Anamnese des Kindes und seiner Familie werden in der Regel nicht chronologisch oder sonst intellektuell geordnet gegeben. Ihre Reihenfolge hängt viel eher von der affektiven Ladung ab, der Beurteilung ihrer Wichtigkeit und dem Maße des Vertrauens, das die Auskunftsperson zum Arzt hat. Um die Angaben zu ordnen, empfiehlt es sich, ein chronologisches Schema zu benützen, in das auch später erfolgte Mitteilungen eingetragen werden können. Es kann beispielsweise diese Form haben:

Entwicklungsschema

Milieu	Alter	Jahr	*Verhalten*
	Geburt	1. 2. 57	Gravidität normal, Geburt normal, Gewicht 3,2 kg. Entlassung aus dem Spital mit 9 Tg.
	1	58	normale Gewichtszunahme, etwas schreckhaft, Gehen mit 14 Mten., Sprachentwicklung unauffällig
	2	59	
		60	tags und nachts trocken
	3		Enuresis nocturna
Mutter: Diskushernie, Operation; während Spitalaufenthaltes ungeeignetes Kindermädchen, das prügelt			
	4	61	Starke Trotzreaktionen ↓
	5	62	Angeblich keine Eifersucht
Geburt Bruder Karl. Mutter erschöpft		63	aggressiv gegen Bruder. Kindergarten: geht ungern, aggressiv gegen andere Kinder
Bruder geht selbständig Kindergarten	6		
Schuleintritt	7	64	Angst vor Schule, muß begleitet werden. Isoliert. Träumt im Unterricht. Deswegen bestraft. Versagt leistungsmäßig
Rückstellung	8	65	Anfangs aggressiv gegen Kameraden, provoziert sie. Kann sich nicht wehren. Leistungen genügend.
2. Schuleintritt			
	9	99	Nimmt zuhause Geld und verteilt es in der Schule. Angstträume. Vergißt Schulhefte zuhause. Versagt leistungsmäßig.
1. kinderpsychiatrische Untersuchung	10	67	

Untersuchung des psychisch gestörten Kindes

Schon die körperliche Untersuchung eines Kindes ist ohne eine minime Kooperation seinerseits erschwert, wenn nicht unmöglich. Dies gilt für die psychiatrische Untersuchung in noch höherem Maße. Die Untersuchung setzt daher immer einen positiven Kontakt des Kindes zum Arzt voraus. Dieser kann unter Umständen in einer ersten Sitzung nicht zu erreichen sein. Dann sparen wiederholte Konsultationen paradoxerweise Zeit: was in der ersten Sitzung in einem dem Kinde vorerst ungewohnten Milieu Angst und Abwehr provoziert hätte, wird unter Umständen in der zweiten vom Kind als ein Spiel oder wenigstens als eine durchaus tragbare Beanspruchung erlebt. Es ist wichtig, für die Kontaktaufnahme genügend Zeit aufzuwenden. Dabei ist zu bedenken, daß psychisch gestörte Kinder meistens mehr Angst haben als andere, daß ein weißer Mantel unter Umständen schmerzliche Erlebnisse aus der Zeit der Impfung oder körperlicher Krankheiten in Erinnerung ruft und damit Angst provoziert, und daß sich ein Kind in der Regel um so rascher zu einer positiven affektiven Beziehung herbei läßt, je eher das Untersuchungszimmer einem Spielzimmer und nicht einem Operationssaal gleicht.

Der allererste Kontakt zwischen Kind und Kinderpsychiater erfolgt allerdings nicht im Untersuchungszimmer, sondern bei der Begrüßung im Wartezimmer. Es ist dabei zu vermeiden, die begleitende Mutter oder sonst eine Begleitperson in aller Ausführlichkeit zu begrüßen und den Patienten, der doch eigentlich die Hauptperson ist, wenig zu beachten. Es gilt von Anfang an, ihm nicht weniger die Ehre anzutun, und es ist oft günstig, ihn vor der Begleitperson ins Konsultationszimmer zu holen, selbst wenn man an sich zuerst die Anamnese erheben möchte. So wird verhindert, daß das Kind, im Wartezimmer zurückgelassen, sich verlassen und verloren vorkommt, vom unangenehmen Bewußtsein geplagt, daß „man" jetzt hinter verschlossener Türe über es spreche (und dazu vor allem über das Böse, das es getan hat), und daß die Begleitperson mit dem Kinderpsychiater zusammen verabrede, wie mit ihm zu verfahren sei. Manchmal ist es daher günstiger, wenn die Mutter den Kinderpsychiater zuerst ohne das Kind aufsucht.

Ist der erste Kontakt zum Kind hergestellt, kann das Kind in ein Zimmer gebracht werden, wo es zeichnen soll oder einen Aufsatz zu schreiben hat. Erst dann soll die Anamnese bei der Begleitperson erhoben werden (außer es sei dies schon bei einem Besuch der Auskunftsperson ohne Kind geschehen). Es empfiehlt sich nur ganz ausnahmsweise, die Anamnese in Anwesenheit des Patienten zu erheben. Es würde dies zwar einerseits vieles über die Beziehungen zwischen der Auskunftsperson und dem kleinen Patienten sagen und oft auch sehr viel über die Erziehungsmethoden und das Taktgefühl des Auskunftgebers. Es würde dies aber sehr oft auch das anwesende Kind schockieren und unter Umständen gegen den Arzt einnehmen, um so eher, als nicht selten schon vor der ersten Konsultation dem Kind gedroht wurde, man bringe es zum Kinderpsychiater, und der werde ihm dann schon das Nötige sagen, wenn er es einmal „abgetestet" habe.

Zieht sich die Erhebung der Anamnese mit der Begleitperson in die Länge, so empfiehlt es sich, den zeichnenden oder schreibenden Patienten ein- oder mehrmals für kurze Zeit in seinem Zimmer aufzusuchen. Es lassen sich kleine Pannen beheben. So kann z. B. ein derartiger Besuch verhindern, daß der schüchterne Patient einfach verzweifelt vor dem leeren Zeichnungspapier sitzen bleibt oder daß er in seiner Verlassenheit still vor sich hinweint.

Unter Umständen allerdings ist das beschriebene Vorgehen nicht möglich. Besonders scheue Kinder bleiben nicht im Zimmer, in das sie gebracht wurden, sondern verlangen nach der Mutter. Hier empfiehlt es sich, die Anamnese zu erheben, bevor der Patient zum Arzt gebracht wird, und nachher, wenn nötig, den Patienten in Anwesenheit der schützenden Mutter zu untersuchen. Dabei läßt sich auch das Verhalten der Mutter dem Kinde gegenüber beobachten. Ihr Verhalten während der Untersuchung des Kindes zeigt oft vieles, was der Milieuabklärung entgangen ist.

Bei *Pubertierenden und Adoleszenten* empfiehlt sich ein anderes Vorgehen, besonders dann, wenn Schwierigkeiten im Verhältnis zwischen ihnen und den Eltern im Vordergrund stehen. Hier ist die Gefahr, daß der Patient einen ihm unangenehmen Pakt zwischen Eltern und Psychiater vermutet, besonders groß, was natürlich für den Kontakt zwischen Arzt und Patient ungünstig ist. In der Regel soll einer der Eltern (oder beide) den Jugendpsychiater zuerst einmal allein aufsuchen und die nötigen Angaben machen. In der zweiten Sitzung erst erfolgt dann die Untersuchung des Patienten, der wenn möglich allein und ohne Begleitung den Arzt aufzusuchen hat.

Schon bei der Begrüßung und ersten Kontaktaufnahme lassen sich wesentliche Befunde erheben. Sie beziehen sich einerseits auf das Verhalten der begleitenden Mutter zum Patienten, andererseits auf die Art, wie der Patient auf den vorderhand noch nicht bekannten Arzt reagiert. Besonders interessant ist es natürlich, das Verhalten der Mutter zu beobachten, wenn die Reaktionen des Patienten nicht den üblichen Regeln der Höflichkeit entsprechen. Ist das Kind mit dem

Arzt allein, so ist sein Verhalten ihm gegenüber voller Aussagen, sei es nun zu kindlich, zu scheu, zu ängstlich oder aber umgekehrt distanzlos, arrogant oder selbstsicher. Es ist nötig, das weitere untersuchende Vorgehen weitgehend dem einzelnen Patienten anzupassen, wobei unter anderem auch darauf Rücksicht zu nehmen ist, wie dem Kind der Besuch beim Kinderpsychiater begründet worden war. Hat man ihm vor allem von einer ärztlichen Untersuchung gesprochen, so ist es unter Umständen besser, zuerst einmal eine kursorische körperliche Untersuchung durchzuführen (sie gehört ohnehin auch zur kinderpsychiatrischen Untersuchung). Bei einem anderen Kind ist es günstiger, es vorerst einmal spielerisch zu beschäftigen. Meistens aber wird es am einfachsten sein, vorerst einmal so mit dem Kinde zu sprechen, wie es das vom wohlwollenden Erwachsenen gewohnt ist. Es ist angebracht, nicht zuerst mit der Tür ins Haus zu fallen und sofort Auskunft über das Symptom zu verlangen, das die Untersuchung veranlaßt hat. Es ist meistens mit Angst, Schuldgefühlen oder sonstwie negativer Gefühlbetonung beladen und soll daher erst erwähnt werden, wenn das Vertrauen des Kindes zum Untersucher gefestigt ist. Diese Unterhaltung gibt schon sehr viele Anhaltspunkte zur Beurteilung des Kindes. Neben der vom Kinde eingenommenen Distanz zum Untersucher ist die Feststellung von Hemmungen und Sperrungen, die Beobachtung der Differenzierung der Sprache, die Fähigkeit, zu erzählen und Auskunft zu geben, sich auf den Arzt zu konzentrieren, unangenehmen Fragen auszuweichen, auch unter Umständen von Einfallsarmut oder der Fähigkeit, anschaulich zu berichten, wesentlich. Perseverationen, Konfabulationen, Fähigkeit zur Abstraktion, Klebenbleiben an unwichtigen Details fallen meistens schon im ersten Gespräch auf. Sehr oft lassen sich im Gespräch auch wertvolle Hinweise für die Beurteilung des Milieus, sei es in der Schule, sei es zu Hause, gewinnen. Es empfiehlt sich daher, sich gesprächsweise das für den Patienten gewohnte Leben schildern zu lassen, wobei unter anderm das Verhältnis zu Geschwistern, den Eltern und andern Erziehern und zu Kameraden oft sehr rasch zur Sprache kommt. Häufig gelingt es schon dann, auf die besonderen Schwierigkeiten des Patienten zu sprechen zu kommen. Noch häufiger allerdings wird der Patient bestrebt sein, gerade die kritischen Punkte zu vermeiden oder sie zu bagatellisieren. Es wird später unter Umständen nötig sein, über diese trotzdem zu sprechen, sei es, daß so die ängstliche Erwartung des Patienten endlich beendet wird, sei es, daß aus therapeutischen Gründen damit dem Kind bekannt gegeben wird, daß man über die Schwierigkeiten orientiert ist. Oft ist es günstig, dem Kinde einen Kommentar zu den Schwierigkeiten zu geben, der ihm zeigt, was man von ihnen hält und daß man sie auch beheben können wird.

Ein wesentlicher Teil der Auswertung der Beobachtung ist die Feststellung, ob das Verhalten des Kindes altersgemäß ist. Bestimmte

Verhaltensweisen können in einem gewissen Alter normal sein; ihr Fehlen kann sogar Ausdruck einer Störung sein. In einem andern Alter aber können gleiche Verhaltensweisen ein krankhaftes Symptom darstellen. Dies gilt z. B. für Trotzreaktionen, die zwischen dem dritten und fünften Jahr ein normales Zeichen der Auseinandersetzung des Kindes mit der Umwelt und den Mitmenschen ist, später aber eine schwerwiegende Störung darstellen können.

Es ist oft nicht leicht, einzelne Verhaltensweisen als noch normal oder als nicht mehr (oder noch nicht) altersmäßig zu beurteilen, um so weniger, als wir üblicherweise weniger auf Grund des Lebensalters als auf Grund des Aussehens, vor allem der Körpergröße, einen bestimmten Reifegrad erwarten. So erklärt sich, daß wir bei rein gefühlsmäßiger Beurteilung von einem kleinen Kind weniger, von einem großen mehr erwarten, auch dann, wenn beide gleich alt sind. Übergroße Kinder werden von der Umwelt meist überfordert, zu kleine unterfordert. Neben der Körpergröße spielen aber auch noch andere körperliche Eigenschaften eine Rolle, so z. B. der Gesichtsausdruck und die körperliche Reifung. Die psychiatrische Beurteilung verlangt natürlich, daß derartige Faktoren soweit als möglich ausgeschaltet werden, was nur möglich ist, wenn dem Untersucher die altersgemäße Norm bekannt ist. Dabei ist zu berücksichtigen, daß der zeitliche Ablauf der psychischen Entwicklung eine weite Spielbreite innerhalb der Norm aufweist. Genau so wie ein normales Kind je nachdem z. B. mit 12 Monaten oder erst mit 16 Monaten frei gehen kann, so wird auch das eine Kind früher in die Trotzphase eintreten oder aus ihr austreten als ein anderes, ebenso normales. Es handelt sich dementsprechend nicht darum, zeitliche Fixpunkte möglichst genau zu bestimmen, sondern Zeiträume zu erfassen, in denen normalerweise eine bestimmte psychische Entwicklung vor sich geht.

Test-Untersuchungen

Zur Ausschaltung vorwiegend gefühlsbetonter Faktoren und zur objektiven Beurteilung der psychischen Entwicklung dienen psychologische Tests, die an einer großen Zahl von Kindern geeicht worden sind. Entsprechend der psychischen Entwicklung des Kindes sind auch die Ergebnisse testmäßiger Untersuchungen nur unter Berücksichtigung des Alters des Untersuchten zu verwerten. Die Tests stellen dementsprechend immer auch Entwicklungstests dar.

Es kann nicht die Aufgabe dieses Bändchens sein, eine große Zahl von Tests im einzelnen zu schildern oder gar Anleitung zu deren Durchführung zu geben. Doch ist zu sagen, daß heute bei einer vollständigen kinderpsychiatrischen Untersuchung so gut wie immer verschiedene Tests verwendet werden. Sie geben neben der Anamnese und den Beobachtungen des Verhaltens des Kindes während der Untersuchung oft wesentliche Beiträge zur Beurteilung des Kindes. Vor allen Dingen haben sie den Vorteil, bei Beobachtungen und Untersuchungen über längere Zeitläufe Vergleiche zu erleichtern. Auf der andern Seite ersetzen sie niemals die andern Untersuchungsmethoden oder die Erhebung der Vorgeschichte. Obwohl sie oft ihre Ergebnisse in Zahlen ausdrücken, erfassen sie naturgemäß einzelne psychische Eigenschaften nicht mathematisch. Ihre Fehlergrenzen sind meist weiter, als man sich das gemeinhin vorstellt, und ihre Ergebnisse sind keineswegs vom Untersucher unabhängig. Der Versuch, einzelne psychische Funktionen unabhängig von den andern zu „messen", krankt daran, daß die verschiedenen psychischen Funktionen voneinander nicht unabhängig sind und sich voneinander nicht scharf abgrenzen lassen. Sollen die Testergebnisse richtig ausgewertet werden, so ist darauf Rücksicht zu nehmen. Am häufigsten werden die Intelligenztests verwendet. Sie bieten in der Regel für jedes Lebensalter eine Reihe (z. B. sechs) Aufgaben, die so ausgewählt sind, daß sie vom durchschnittlichen Kind des betreffenden Lebensalters gelöst werden können. Das Leistungsalter gibt an, welches Alter ein durchschnittliches Kind hat, das die Aufgabe löst, die dem untersuchten Kind eben noch lösbar sind. So hat beispielsweise ein zehnjähriges Kind ein Leistungsalter von elf Jahren, wenn es noch die Aufgaben für durchschnittliche Elfjährige lösen kann. Aus Leistungsalter und Lebensalter wird der Intelligenz-Quotient berechnet, indem das Lebensalter als 100 % angenommen wird und berechnet wird, wie viele Prozent des Lebensalters das Leistungsalter ausmacht. Meistens werden beide Alter in Monaten ausgedrückt. Erreicht ein zehnjähriges Kind ein Leistungsalter von zwölf Jahren, so beträgt der Intelligenzquotient

$$IQ = \frac{144 \cdot 100}{120} = 120$$

Es läßt sich kaum vermeiden, daß der Intelligenztest auch das Wissen prüft und so auch Schulwissen mit einbezieht. Daneben werden andere intellektuelle Leistungen geprüft, die mit der Schulbildung so gut wie nichts zu tun haben. Ein Test, der die generelle Intelligenz festzustellen hat, besteht aus einer Mischung von Aufgaben, in denen die verschiedenen Seiten der intellektuellen Leistungsfähigkeit möglichst ausgewogen nebeneinander stehen. Die Berücksichtigung der Tatsache, daß ein Kind bei einzelnen Testaufgaben früher versagt als bei anderen, erlaubt eine Differenzierung der Art seiner Intelligenz. Eine Reihe von Tests gibt das Resultat nicht als IQ und in Prozenten an, sondern in Perzentilen. Ein Perzentil von beispielsweise 10 bedeutet, daß nur 10 von 100 Untersuchten die Aufgaben nicht besser lösen können. Ein Perzentil von 50 wird von der Hälfte der Untersuchten erreicht, ein solcher von 100 aber nur noch von einem von hundert.

Wie schon gesagt, geben die so erhaltenen Zahlen nur statistische Werte. Sie schwanken beim Untersuchten recht stark und sind nicht bloß von der Intelligenz abhängig, sondern von einer Reihe intelligenzfremder (aber meistens nur annähernd einschätzbarer) Faktoren, so der Bereitschaft zur Mitarbeit, dem Leistungsehrgeiz, der inneren Spannung, in der der Untersuchte steht, also z. B. seiner Angst, seinem Mißtrauen usw. Soweit im Intelligenztest auch Wissen geprüft wird, sind die Ergebnisse vom Schulunterricht und vom Wissen, das außerhalb der Schule vermittelt wird, abhängig, so z. B. vom Gespräch am Familientisch, vom Fernsehen, von gelesenen Büchern usw., also vom Milieu, in dem der Untersuchte lebt.

Ähnliches ist auch für andere Tests zu sagen. Auch bei diesen sind die Resultate mehr oder weniger stark abhängig von der gerade bestehenden Verfassung der Versuchsperson. Die rasch fortschreitende Technisierung der heutigen Zeit verändert auch die Testergebnisse. Einzelne Aufgaben, die vor 20 oder 30 Jahren ein Kind unmittelbar ansprachen, sind z. T. heute kaum mehr verständlich, andere aus früher eher fremden Bereichen sind heute dem Kind durch Literatur und nicht zuletzt durch das Fernsehen oft eine Selbstverständlichkeit, so daß Leistungen auf einzelnen Gebieten, die früher vielleicht außerordentlich waren, heute nur noch als durchschnittlich bewertet werden können. Das heißt natürlich nicht, daß die Kinder von heute dümmer oder intelligenter geworden sind als früher, wohl aber, daß Tests oder ihre Eichung altern.

Derartige Veränderungen lassen sich eindrücklich in den Antworten bei den sogenannten Projektions-Tests beobachten. Bei diesen Tests gilt es beispielsweise, zu konkreten Bildern eine Geschichte zu finden, aus Spielmaterial eine Szene aufzubauen, an sich zufällige Formen inhaltlich zu deuten oder eine begonnene Geschichte zu Ende zu führen. Die Art, wie das geschieht, läßt auf die Welt des Patienten und seine Reaktionen auf Erlebtes Rückschlüsse ziehen. Zu diesen Tests gehören z. B. der TAT (Thematic Apperception-Test), in dem zu Bildern eine Geschichte erzählt werden muß, der Szeno-Test (Staab's-Test), in dem aus Spielmaterial „etwas" aufgebaut wird, der Rorschach-Test, in dem Zufallsfiguren gedeutet werden, der Düsssche Fabeltest, dessen begonnene Geschichten vom Untersuchten zu Ende geführt werden müssen. Die richtige Verwendung von Tests setzt — wie die jeder anderen Labormethode — große Erfahrung voraus. Es empfiehlt sich daher, relativ wenige Tests anzuwenden. In Testverfahren ungeübte Untersucher sollten Tests, wenn überhaupt, nur unter Kontrolle eines Fachmanns verwenden. Sonst werden die Fehlerquellen unübersehbar. Vor allen Dingen aber werden die Testresultate vom Unerfahrenen in bezug auf Genauigkeit und Sicherheit der Aussage leicht überbewertet.

Zeichnungen und Aufsätze

Ähnlich wie Tests können auch Zeichnungen und Aufsätze verwendet werden, wenn sie auch nicht zu (pseudo-)mathematisch faßbaren Ergebnissen führen. Beide haben den Vorteil, Patienten, die zur Schule gehen, in ihrer Art geläufig zu sein. Beide geben Hinweise für die intellektuelle Entwicklung und psychische Reifung, auf die Art zu erleben und oft auch auf die Phantasien des Patienten. Bei derartigen Methoden ist nicht nur der Inhalt der Darstellung sondern auch deren Ausführung zu berücksichtigen. So können auch nach graphologischen Methoden gewonnene Ergebnisse unter Umständen wesentliche Hinweise geben, z. B. auf eine organische Unreife, eine Störung der Feinmotorik, eine Störung des Körperschemas usw. Das Thema kann dem Patienten frei gegeben werden. Oft sagen allerdings schriftliche oder zeichnerische Bearbeitungen eines gestellten Themas mehr aus. So ist z. B. die Art, wie ein Patient seinen „Lebenslauf" schildert, sehr instruktiv. Anregung kann ein begonnener Satz, der aber inhaltlich nichts vorschreibt, geben, so z. B. der Satz „Ein Knabe (bzw. Mädchen) schaute aus dem Fenster in die dunkle Nacht hinaus und da . . .". Als Thema zu einer Zeichnung ist die Darstellung einer Familie oder von „etwas, das Angst macht" oft instruktiv. Selbstverständlich sind auch diese Methoden mit aller Vorsicht zu werten. Auch Zeichnungen und in Aufsätzen festgehaltene typische und eindrucksvolle Situationen und Vorkommnisse können je nachdem ein dauernd wesentliches Problem oder aber einen nur vorübergehend aktuellen Inhalt darstellen. Überdies muß beachtet werden, daß viele Besonderheiten in Zeichnungen oder Aufsätzen angelernt oder eingedrillt sein können. Stereotype stilisierte Formen oder peinliche Genauigkeit sagen unter Umständen mehr über die Psyche der Erzieher, seien es nun Eltern oder Lehrer, aus als über das Kind.

Einzelne Zeichnungsaufgaben wurden zu Testen ausgearbeitet, indem bestimmte Arten der Darstellung und das Vorkommen bestimmter Einzelheiten sowie zeichnerischer Konzeptionen bei vielen Probanden geeicht wurden. Zu derartigen Tests gehören beispielsweise der WARTEGG-Zeichen-Test, der Draw-a-man-Test (GOODENOUGH), der KOCHsche Baumtest und viele andere.

Alle diese Methoden geben Anhaltspunkte, aber nichts darüber hinaus.

Einteilung der psychischen Störungen

Entsprechend der im Kapitel „Problematik der Diagnose" aufgeführten Tatsachen muß jeder Versuch, die psychischen Störungen und ihre Symptome nach einem einzigen Gesichtspunkt zu ordnen, ein falsches Bild geben. Eine einfache Systematik wäre dann möglich, wenn alle Störungen nach einem und demselben Kriterium befriedigend interpretiert werden könnten und auf Grund einer einzigen psychologischen oder psychiatrischen Theorie zwanglos einzuordnen wären. Eine derartige Systematik entspricht einer formalistischen Logik aber niemals der Psyche, deren wenigstens angenäherte Erfassung nur möglich ist, wenn von verschiedenen Gesichtspunkten ausgegangen wird. Auf der andern Seite führt der Versuch, viele Aspekte und Kriterien bei der Systematisierung der Störungen zu verwenden, zu Überschneidungen der Bereiche einzelner Begriffe. Auf jeden Fall wird mit einer Systematisierung der Wirklichkeit der Psyche und ihrer Manifestationen Zwang angetan. So ist die hier verwendete Systematisierung nichts mehr als ein Versuch, etwas systematisch zu ordnen, das eigentlich nicht befriedigend geordnet werden kann. Sie entspricht einem auch in der allgemeinen Psychiatrie verwendeten üblichen System. Sie könnte selbstverständlich durch eine große Zahl anderer ersetzt werden, wobei jeweils andere Vorteile gewonnen werden könnten, dafür aber auch andere Nachteile in Kauf genommen werden müßten.

Nach ihrer Ätiologie lassen sich zwei große Gruppen unterscheiden, nämlich:

1. psychische Störungen (vorwiegend) durch eine biologische Störung der Hirnfunktion verursacht;
2. psychische Störungen (vorwiegend) durch Milieueinflüsse verursacht.

Zu diesen Gruppen kommt noch eine Gruppe von Störungen, deren Ursache noch nicht bekannt ist und bei denen vielleicht unübersichtlicher als bei anderen Störungen organische und psychogene Faktoren zusammen wirken, nämlich:

3. die endogenen Psychosen.

Die hier verwendete Einteilung berücksichtigt eine ganze diagnostische Gruppe nicht, nämlich die der *Psychopathien* und — falls man sie nicht unter die Psychopathien rechnen will — die der *Neuropathien*, beides Bezeichnungen, die auch heute noch oft verwendet werden. Unter Psychopathien versteht man z. B. (es gibt viele Definitionen) konstitutionelle Störungen, deren Bestehen weder durch eine Psychogenese noch durch körperliche Störungen erklärt werden können, die aber keine Psychosen sind. Unter Neuropathie versteht man gewöhnlich eine allgemeine Überempfindlichkeit auf Außenreize. Wenn diese Begriffe hier nicht berücksichtigt werden, so geschieht das aus zwei Gründen: einmal werden sie heute in der Kinderpsychiatrie immer weniger gebraucht, unter anderm weil es sich gezeigt hat, daß sogenannte kindliche Psychopathien sich nicht ins Erwachsenenalter fortsetzen müssen. Aus diesem Grunde wird gelegentlich auch anstatt von Psychopathie von Prä-Psychopathie gesprochen. Auf der andern Seite macht der Begriff Psychopathie, anfangs ausschließlich beschreibend verstanden, einen Inhaltswandel durch. Vor allem unter dem Einfluß der amerikanischen Literatur wird er immer mehr zur Bezeichnung schwerer Störungen des Sozialverhaltens. Er ist dabei oft mit einem moralischen Werturteil kontaminiert. So wird er noch mehr als andere psychiatrische Begriffe sehr leicht mißverstanden. Schließlich aber zeigt es sich, daß die psychische Symptomatik der Psychopathen sich unschwer den hier erwähnten ersten zwei Gruppen zuordnen läßt. Die Symptomatik der Psychopathen ist organisch, oder sie entspricht einer lange dauernden psychogenen Entwicklung oder aber einer Mischung von beidem. Allerdings lassen sich oft bei Psychopathen mit einer Symptomatik, die von der eines Kindes mit einer neurologisch sicher faßbaren organischen Hirnstörung nicht unterschieden werden kann, auch bei genauer körperlicher Untersuchung, soweit sie heute möglich ist, keine krankhaften Befunde erheben. Es ist beim heutigen Stand des Wissens eine Ansichtssache, ob man diese Patienten wegen dieser psychiatrisch an sich belanglosen Tatsache einer besondern eigenständigen Gruppe zuordnen soll oder aber ob man sie auf Grund ihrer Psychopathologie und unter Berücksichtigung der Tatsache, daß die körperlichen Untersuchungsmethoden des Zentralnervensystems vorderhand bei allen raffinierten Untersuchungsmethoden doch im Grunde genommen sehr unbefriedigend entwickelt sind, einfach den organisch bedingten Hirnstörungen zuordnen will. Das ist nichts anderes, als wenn man z. B. ein psychoorganisches Syndrom beim Erwachsenen auch dann diagnostiziert, wenn sich eine organische Schädigung durch körperliche Untersuchungsmethoden nicht fassen läßt. Für die hier vertretene Auffassung, daß die meisten „Psychopathen" eine organische Hirnstörung aufweisen, spricht auch die Tatsache, daß sogenannte Psychopathien sich oft in Besonderheiten des Körperbaus ausdrücken (ein Patient kann aussehen„ wie ein Psychopath") oder oft eine eindeutige Vererbung festzustellen ist, bei der nicht selten einzelne Merkmale des Körperbaus zusammen mit der Psychopathie gekoppelt sind.

Psychopathologie der Störungen der Hirnfunktion

Ursachen

Die Hirnfunktion kann durch mannigfaltige Ursachen gestört sein. In Frage kommen Mißbildungen und Reifungsstörungen des Zentralnervensystems aller Art, Störungen des Hirnstoffwechsels (oft als Teil einer generalisierten Stoffwechselstörung) und des Hirnchemismus, traumatisch verursachte Schädigungen von Nervenzellen und Kernen, quantitativ von einer leichten Funktionsschwäche bis zum Tod der Zelle reichend. Es handelt sich also um Hirnschäden im weitesten Sinne, deren Zuteilung zu einer bestimmten Krankheit oder wenigstens zu einem bestimmten Syndrom manchmal, aber bei weitem nicht immer, möglich ist und deren Ursache oft unbekannt ist. Oft treten derartige Hirnschäden familiär auf und nicht selten sind sie eindeutig vererbt, manchmal zusammen mit körperlichen Besonderheiten und Symptomen. Bis heute ist es nicht gelungen, mit Sicherheit einen konstanten Zusammenhang von bestimmten Hirnschäden mit bestimmten psychiatrischen Bildern zu erfassen. Die Hirnfunktion kann nicht mit der Tätigkeit einer Telefonzentrale verglichen werden, sondern ist eher einem Zusammenspiel vieler elektrischer oder magnetischer Felder zu vergleichen, die sich gegenseitig beeinflussen und die alle mehr oder weniger stark von einer Veränderung eines einzelnen Feldes beeinflußt werden. Die Auswirkung eines Hirnschadens ist aber nicht bloß von der Lokalisation und Ausdehnung abhängig, sondern in hohem Maße auch von der Zeit, in der er eingetreten ist und schließlich vom Milieu, in dem der Patient lebt.

Sehr oft können die Ursachen weder anamnestisch noch durch klinische Untersuchungen erfaßt werden, vor allem nicht, wenn sie vor der Geburt entstanden sind. Es kommen unter anderm vorgeburtlich entstandene Störungen in Frage, die je nachdem vererbt oder erworben sein können. Häufig ist nicht zu entscheiden, welche der beiden Möglichkeiten vorliegt. Neben den vererbten Störungen, die häufig aber längst nicht immer mit körperlichen Symptomen außerhalb des Zentralnervensystems verbunden sein müssen, kommen vor allen Dingen Infektionskrankheiten in Frage, die unter Umständen bei der Mutter nur eine leichte Erkrankung verursacht haben. Zu diesen gehören die Röteln, die während der ersten drei Schwangerschaftsmonate oft zu einer schweren Schädigung führen. Aber auch Vergiftungen, so z. B. durch Medikamente, können das noch nicht geborene Kind unter Umständen schwer schädigen, ebenso Stoffwechsel-Störungen der Mutter, wie z. B. der Diabetes, die Schwangerschafts-Toxikose (Eklampsie), epileptische Anfälle der Mutter, Unverträglichkeit zwischen mütterlichem und kindlichem Blut (Rhesus- und AB0-Inkompatibilität), sowie Stoffwechselstörungen des Kindes selbst, von denen heute schon viele bekannt sind, z. B. Unterfunktion der Schilddrüse und anderes. Auch während der Geburt können Hirnschäden auftreten, vor allen Dingen infolge von Hirnblutungen oder Sauerstoffmangel unter der Geburt (Asphyxie). Ein asphyktischer Zustand des Neugeborenen beweist allerdings nicht, daß der Hirnschaden unter der Geburt aufgetreten ist. Er ist oft die Folge einer früher entstandenen Hirnschädigung, die bewirkt, daß das Atemzentrum nach der Geburt nicht sofort anspricht. Die dadurch bedingte Asphyxie kann aber zusätzliche Schäden setzen. Besonders gefährdet in bezug auf organische Hirnschäden sind Frühgeburten und Mangelgeburten (d. h. Säuglinge, die nach normaler Schwangerschaftsdauer mit einem zu kleinen Geburtsgewicht geboren werden) sowie Säuglinge mit besonders hohem Geburtsgewicht. — Das Zentralnervensystem des Säuglings scheint empfindlicher zu sein als das des älteren Kindes. Allgemeinerkrankungen, die beim älteren Kind oft harmlos sind, bewirken unter Umständen in den ersten zwei Lebensjahren (aber keineswegs immer) Hirnstörungen, besonders wenn sie von lange dauerndem hohem Fieber oder von Erstickungszuständen begleitet sind. So weisen beispielsweise Kinder, die in den ersten zwei Lebensjahren einen Keuchhusten mit häufigen Erstickungsanfällen durchgemacht haben, oft mehr oder weniger schwere Hirnschäden auf. Aber auch schwere Magendarmstörungen können durch die Exsikkation und Störungen des Elektrolythaushaltes Hirnschäden hervorrufen. Selbstverständlich führen viele Erkrankungen des Zentralnervensystems selbst zu vorübergehenden oder dauernden psychischen Störungen, so z. B. Meningitiden und Enzephalitiden, dann aber auch verschiedene Vergiftungen, z. B. mit Medikamenten, Blei, Quecksilber, Alkohol, Insektiziden usw. Psychiatrische Symptome machen auch Hirntumoren, Hirnabszesse, Drüsenstörungen und schließlich offene und geschlossene Hirnverletzungen.

In grober Annäherung entspricht der Schwere einer akuten Erkrankung die Schwere des bleibenden Hirnschadens. Immerhin muß gesagt werden, daß schwere akute Hirnschäden lange nicht immer zu Spätschäden führen müssen, handle es sich nun um Erkrankungen oder Verletzungen. Es ist anzunehmen, daß bei der Entstehung bleibender Hirnschäden infolge einer vorübergehenden Krankheit nicht nur die Schwere der akuten Krankheit, sondern auch die Art der Krankheit, konstitutionelle Faktoren und darüber hinaus Milieufaktoren wesentlich beteiligt sind.

Entsprechend der Tatsache, daß sich die Psyche des Kindes in steter Entwicklung befindet, ist nicht nur die Art und Ausdehnung des Hirnschadens an sich, sondern auch das Lebensalter, in dem er auftritt, für die Ausbildung der Symptomatik von größter Wichtigkeit. Auf der andern Seite spielt die Ursache des Hirnschadens in der Ausbildung der einzelnen Symptome eine nur beschränkte Rolle. Auf

Grund der psychiatrischen Symptomatik ist oft die Ursache der Störung nicht einmal zu vermuten.

Angeborene Hirnschäden gehen sehr oft mit körperlichen Mißbildungen einher. Diese beeinflussen die psychiatrische Symptomatik oft sehr stark, weil sie die Reaktion der Mitmenschen auf den Patienten in hohem Maße mitbestimmen und das Milieu die Entwicklung der organisch bedingten Störungen mit formt. So verhält sich der Mitmensch zu einem Patienten mit einer äußerlich sichtbaren Mißbildung sehr verschieden, je nachdem ob diese Mitleid und Hilfsbereitschaft, Abwehr und Ekel provoziert oder aber den Patienten zu einer lächerlichen Figur macht. Umweltsreaktionen wirken auf den stark milieuabhängigen Hirngeschädigten besonders intensiv.

Es ergibt sich daher, daß die psychiatrische Symptomatik eines Patienten mit organischer Hirnstörung keineswegs nur als organisch bedingt angesehen werden darf. Schon daraus muß geschlossen werden, daß gerade bei Kindern mit organischem Hirnschaden irgend einer Art die Pflege des Milieus, d. h. das Bewirken angepaßter Reaktionen der Mitmenschen auf das kranke Kind von größter Wichtigkeit ist.

Durch Hirnstörungen bedingte Syndrome

Im Gegensatz zur Vielfältigkeit der Ätiologie und der neurologischen Symptomatik ist die Psychopathologie des hirngestörten Kindes erstaunlich einheitlich. Vor allen Dingen entsprechen den einzelnen voneinander abgrenzbaren Krankheiten und Verletzungen des Zentralnervensystems keineswegs spezifische psychiatrische Syndrome. Nach dem heutigen Wissen ist es nicht möglich, von der psychischen Störung auf die Ursache der organischen Hirnstörung zu schließen. Eine Lokalisation der organischen Störung auf Grund der Psychopathologie ist mindestens in bezug auf den einzelnen Patienten äußerst fragwürdig, wenn auch statistisch für einzelne Symptome eine gewisse Häufung bei bestimmter Lokalisation vorzuliegen scheint. Es ist fraglich, wenn auch nicht ausgeschlossen, ob bei besserer Kenntnis der Störungen hirngeschädigter Kinder sich diese Situation einmal verändern wird. Vorderhand wenigstens muß man sich mit einer (überdies noch unscharfen) Abgrenzung einzelner unspezifischer Syndrome begnügen.

Diese Syndrome sind:

1. Schwachsinn (Oligophrenien)
2. juveniles psychoorganisches Syndrom } Hirnschadensyndrom
3. das hirnlokale Psychosyndrom } Hirnschadensyndrom
4. Syndrom der Bewußtseinsstörung
5. Retardation der psychischen Entwicklung

In Wirklichkeit bieten die Patienten allerdings meistens Bilder, in denen einzelne der genannten Syndrome sich miteinander kombinieren. So läßt sich bei längere Zeit anhaltenden Störungen so gut wie immer eine psychische Retardation (von der die Intelligenzentwicklung nicht beeinflußt sein muß) beobachten.

Einzelne Syndrome

Schwachsinn (Oligophrenie)

Er ist Folge einer früh, meist vorgeburtlich aufgetretenen organischen Hirnstörung. Man rechnet damit, daß — je nach Abgrenzung nach oben — 3—4 % der Bevölkerung schwachsinnig sind.

Die Ursachen des Schwachsinns sind ebenso mannigfaltig wie die der Hirnstörungen überhaupt. Zeitlich handelt es sich immer um Störungen, die vor der Geburt oder in den ersten Jahren aufgetreten sind. Ein großer Teil der Schwachsinnigen leidet an Hemmungsmißbildungen, die je nachdem anatomisch massiv sein können oder aber sich nur durch histologische Untersuchungen erfassen lassen, viele an einer Enzephalomalazie, d. h. an den Folgen einer (meist traumatischen oder toxischen) Hirnschädigung, deren Folge Zystenbildung im Bereiche der weißen Substanz und Erweichungen in der grauen Substanz sind. Schließlich sind noch chromosomale Anomalien (verursacht durch einen Überschuß oder einen Verlust von Genen), Stoffwechselstörungen (z. B. bei Kindern diabetischer Mütter, bei einer Unterfunktion der Schilddrüse, bei angeborenen Stoffwechselstörungen wie der Phenylketonurie und vielen andern inborn errors of metabolism *), entzündliche Krankheiten und ihre Folgen, Neoplasmen und heredodegenerative Krankheiten zu nennen. Als Ursache, vor allem als Mitursache, spielt auch ein schlechtes Milieu eine Rolle. Das Bestehen eines sozial bedingten Schwachsinnes ist anerkannt, seine Häufigkeit ist umstritten. Vor allen Dingen aber können ungünstige Milieueinflüsse die Entwicklung eines Schwachsinnigen noch mehr beeinträchtigen als die eines Normal-Intelligenten. Bei vielen Schwachsinnigen lassen sich die Ursachen ihrer Störung heute noch nicht erfassen. Sie gehören zur Gruppe des „nicht klassifizierbaren Schwachsinns".

Der Schwachsinn ist oft familiär. Er wird in seiner leichteren Form häufiger vererbt als in seiner schweren Ausbildung, was wohl damit zusammenhängt, daß sich Idioten weit seltener fortpflanzen als Debile, sei es aus äußeren Gründen oder aber infolge des mit den schweren Formen einhergehenden Hypogenitalismus und einem da-

*) Bis heute sind mindestens 43 solche Störungen bekannt. Davon lassen sich einige erfolgreich behandeln.

mit in Zusammenhang stehenden Fehlen des Sexualtriebs. Allerdings können auch schwere Schwachsinnsformen durch phänotypisch gesunde Träger weiter vererbt werden, so z. B. auch chromosomale Störungen.

Das Wesen des Schwachsinns auf intellektuellem Gebiet besteht im Fehlen oder der Herabsetzung der Lernfähigkeit. Die intellektuellen Fähigkeiten werden nicht oder verlangsamt entwickelt, um schließlich auf einer frühen Stufe zu bleiben. Es werden dabei aber neben den intellektuellen Fähigkeiten, die sehr verschieden stark betroffen sein können, auch alle anderen psychischen Funktionen in von Patient zu Patient verschiedenem Ausmaß beeinflußt, so vor allem die charakterliche Reifung, das Sozialverhalten (besonders die Bindungsfähigkeit und das Einhalten der Distanz), der Antrieb (im Sinne einer Apathie oder eines Erethismus oder eines Wechsels zwischen beiden) und die affektive Differenzierung. Es handelt sich also um eine Hemmung im Aufbau der ganzen Persönlichkeit, eine Erscheinung, der die Bezeichnung „Schwachsinn", die nur die Intelligenzstörung berücksichtigt, nicht voll gerecht wird.

Es ist darauf hinzuweisen, daß nicht jedes intellektuelle Versagen Folge des Schwachsinns ist. Es gibt auch andere Störungen, die die intellektuelle Leistungsfähigkeit stark herabsetzen.

Die Schwere des Schwachsinns kann sehr verschieden sein. Meistens werden drei Grade unterschieden, die ausschließlich auf der Störung der intellektuellen Funktionen basieren:

Die *Debilität* bezeichnet einen Schwachsinn, bei dem eine beschränkte Schulbildung z. B. in einer Hilfsschule noch möglich ist und der eine einfache berufliche Tätigkeit ohne Berufslehre gestattet. Eine optimale Schulbildung kann dem Debilen nur in spezialisierten Klassen gegeben werden. In gewöhnlichen Schulklassen kann er dem Unterricht nicht mehr genügend folgen. Er leidet dort darüber hinaus als „ewig Letzter", fühlt sich rasch erniedrigt und wird sehr häufig von den Mitschülern ausgestoßen. Diese Isolierung bildet ein wichtiges erzieherisches Problem: die Patienten ziehen sich entweder immer mehr in sich zurück, vereinsamen, unterschätzen ihre vorhandenen Möglichkeiten und werden stumpf und asozial; oder aber sie versuchen in kritikloser Weise bei den Altersgenossen durch unangepaßte Kompensationsversuche Ansehen zu gewinnen. Sie werden so je nachdem entweder selbstunsicher, leicht verführbar und lassen sich leicht mißbrauchen, um sich schließlich zu Anti-Sozialen, Aggressiven zu entwickeln. Ihre affektive Betreuung in der Familie und in der Schule ist daher besonders wichtig. Affektive Ablehnung wie auch intellektuelle Überforderung (die als affektive Ablehnung erlebt wird) sind ihrer Entwicklung äußerst schädlich. Übergroße Rücksicht allerdings verhindert die Entwicklung ihrer Fähigkeiten in nicht geringerem Maße. Sie beeinträchtigt nicht nur die an sich herabgesetzte Selbständigkeit noch mehr, sondern verhindert auch die Entwicklung einer positiven Einstellung zur Arbeit. Die Störungen des Antriebes und einzelner Triebe und die Tatsache der psychischen Retardation sowie die Schwierigkeit, mittels intellektueller Einsicht das Verhalten korrigieren zu können, bewirken, daß die Debilen besonders leicht verwahrlosen. Debile Mädchen sind oft auch sexuell gefährdet. Trotzdem sind Debile, wenn als Kinder richtig betreut, oft in der Lage, als Erwachsene ohne organisierte Betreuung und sozial angepaßt zu leben.

Die *Imbezillität* entspricht einer intellektuellen Leistungsschwäche, bei der das Erlernen und sinnvolle Verwenden der Schrift oder des Rechnens nicht mehr möglich ist (außer durch Dressur, die zu Fertigkeiten führt, die nicht anwendbar sind). Immerhin ist der Imbezille noch einfachen sprachlichen Ausdrucks mächtig. Er ist praktisch bildungsfähig, kann aber auch nach fachgerechter Schulung kaum mehr als einfachste stereotyp durchführbare Arbeiten ausführen. Er ist dank seiner offensichtlicheren Schwäche Überforderungen seltener ausgesetzt als der Debile. Er ist auch weniger durch Verführung gefährdet, doch um so eher von affektiver Isolierung bedroht. Die Förderung seiner intellektuellen Fähigkeiten hat sich vor allem auf die Arbeitseinstellung zu richten. Die Arbeitsfähigkeit ist häufig weniger durch die Intelligenzschwäche an sich, sondern vor allem durch die Störung des Antriebs, sei es eine Überbetriebsamkeit, eine Unstetigkeit, eine Apathie, und damit durch eine schlechte Arbeitshaltung herabgesetzt. Die *Idiotie* gestattet im besten Fall noch den Erwerb weniger einfacher, sinnvoller Worte oder einfachster Wortverbindungen. Der schwer Schwachsinnige kann sich im besten Falle noch kleiden, selbständig essen und die Toilette aufsuchen. Eine Schulung ist nicht mehr möglich. An ihre Stelle tritt (soweit es sich um die Förderung intellektueller Fähigkeiten handelt) die Gewöhnung. Bei entsprechend intensiver und angepaßter Förderung ist im günstigsten Falle die Hinführung zu allereinfachster praktischer Tätigkeit unter schützender und führender Betreuung möglich. Wesentlicher als Dressur zur Arbeit ist die affektive Betreuung, die oft zu einer erstaunlichen Entwicklung auf dem Gebiet des Gefühllebens führen kann und ohne die eine Verstumpfung eintritt. Bei der schweren Idiotie versagt der Patient aber in bezug auf zielgerichtete Tätigkeit vollkommen. Er ist hochgradig pflegebedürftig, benötigt auch für einfachste Funktionen Hilfe und ist nur noch in beschränktem Maße fähig, Lust oder Unlust Ausdruck zu geben oder nicht einmal das.

Die Betreuung idiotischer Kinder wird oft durch eine gesteigerte Betriebsamkeit oder eine gesteigerte Irritabilität stark erschwert. Affektiv falsche Betreuung führt oft zu einer manchmal nicht ungefährlichen Aggressivität.

Die Entwicklung der Test-Psychologie hat dazu geführt, die Intelligenz im Intelligenz-Quotienten (IQ) auszudrücken. So würde der Idiotie ein IQ zwischen 0 und ungefähr 45, der Imbezillität ein IQ zwischen 45 und 75, der Debilität ein IQ zwischen 75 und 85 oder 90 entsprechen. Es sei erneut darauf hingewiesen, daß diese Zahlen keine mathematisch genaue Bestimmung der Intelligenz geben, daß sie, allein für sich genommen, über die Intelligenzschwäche wesentlich weniger sagen als die oben angegebenen Kriterien und daß sie schließlich von Test zu Test und von Aufnahme zu Aufnahme ganz erheblich schwanken. Die Schwankungsbreite beträgt unter Umständen ± 15 %. Sie ist noch größer, wenn starke Störungen der Affektivität oder des Antriebs vorliegen, was gerade bei Schwachsinnigen häufig der Fall ist. Die üblichen Intelligenztests sind zur differenzierten Erfassung der intellektuellen Fähigkeiten Imbeziller oder Idioten nicht geeignet. Darüber hinaus muß darauf hingewiesen werden, daß bei Oligophrenen der IQ mit zunehmendem Alter oft sinkt, weil das Kind immer weniger fähig ist, Neues dazuzulernen.

Andere Einteilung der Oligophrenien. Eine andere quantitative Einteilung des Schwachsinns, die vor allem in den angelsächsischen Gebieten verwendet wird, bildet lediglich zwei Gruppen. Ein Teil der in der vorher erwähnten Einteilung als debil bezeichneten Kinder gilt dabei als dumm innerhalb der Norm. Das Hauptkriterium ist die intellektuelle Fähigkeit zur sozialen Bewährung und Adaptation. Ist die Integrierung in die Gesellschaft möglich (auch dann, wenn der Patient in der Schule versagt hat), so besteht nach dieser Einteilung kein Schwachsinn (obwohl nach der zuerst angeführten Einteilung von einer Debilität gesprochen werden müßte). Die Gruppe der nur noch begrenzt schulungsfähigen, aber praktischs bildungsfähigen Patienten mit einem IQ zwischen 55 und 70 wird als subnormal bezeichnet. Patienten mit einem IQ von unter 55 gelten als schwer subnormal. Es sind dies die schwer imbezillen und idiotischen Patienten der vorher beschriebenen Gruppierung.

Diese Einteilung basiert vor allem auf weltanschaulichen Motiven und statistischen Überlegungen. Tatsächlich befinden sich unter den Debilen eine Reihe von Kindern, die intellektuell zwar schlechter begabt sind als der Durchschnitt, deren Versagen aber nicht bloß in der schlechten Intelligenz begründet ist, sondern auch in der Tatsache, daß sie auf irgendeine Art vernachlässigt werden. Es muß aber gesagt werden, daß ein großer Teil der debilen Kinder durchaus angepaßt gefördert wurde und in einem geordneten Milieu lebt. Wie immer in den Grenzgebieten mischen sich auch hier die Patienten, bei denen der Defekt einmal mehr organisch und einmal eher psychogen verursacht ist.

Einzelne Begabungen bei Schwachsinnigen. Obwohl die bisher geschilderte Einteilung des Schwachsinnes bei der Mehrzahl der davon betroffenen praktisch durchaus brauchbar ist, muß darauf hingewiesen werden, daß unter den Schwachsinnigen immer wieder solche zu finden sind, bei denen trotz der allgemeinen Intelligenzschwäche einzelne Funktionen erstaunlich gut entwickelt sind (sogenannt Einseitig-Begabte). Es kann sich dabei um Patienten handeln, die über ein besonders gutes Gedächtnis verfügen. Bei andern sind einzelne musische Funktionen besonders gut erhalten, so z. B. die Musikalität oder der Sinn für Farbenkombinationen. Es ist selbstverständlich, daß die angepaßte Erziehung auf derartige Funktionen besonders Rücksich nimmt und sie besonders fördert, einerseits weil sie in einer richtig ausgewählten Arbeitstätigkeit angewandt werden können, anderseits weil jede Bewährung auf irgendeinem Gebiete dem Patienten Genugtuung verschafft und sein Selbstgefühl stärkt.

Die Prognose des Schwachsinnes ist bei den weitaus meisten Fällen in bezug auf die Intelligenzentwicklung einfach zu stellen. Es ist nicht zu erwarten, daß die Störung der Intelligenz spontan oder mit Hilfe irgendwelcher Maßnahmen behoben werden kann. Die Intelligenz entwickelt sich verlangsamt und ihre Entwicklung bleibt gegen das Ende der Pubertät meistens stehen. Hingegen sind die soziale Anpassung und das Verhalten weitgehend vom Milieu abhängig. Beide können nachreifen.

Vorübergehende Retardation der intellektuellen Entwicklung. Ausnahmsweise lassen sich Kinder beobachten, die, nach allen Regeln der Kunst untersucht, eindeutig schwachsinnig scheinen und die im Laufe der Zeit ihren Rückstand weitgehend oder ganz aufholen, selbst dann, wenn in frühen Jahren eine Imbezillität oder gar eine Idiotie diagnostiziert wurde. Es ist eine offene Frage, ob hier noch von einem Schwachsinn, allerdings mit besonderem Verlauf, oder aber einfach von einer benignen Reifungsverzögerung der Intelligenz gesprochen werden soll. Es scheint, daß derartige Formen am ehesten im Kleinkindalter oder in der Vorschulzeit vom gewöhnlichen, d. h. stationären Schwachsinn nicht zu unterscheiden sind, wenigstens nicht in den Methoden, über die wir heute verfügen. Das Vorkommen derartiger Formen darf natürlich nicht Anlaß geben, den Eltern schwachsinniger Kinder eine optimistische Prognose zu stellen. Es ist aber ein zusätzlicher Anlaß, den Schwachsinnigen auf jeden Fall affektiv und schulmäßig so gut als nur möglich zu fördern.

Behandlung der Oligophrenie. Die Behandlung des Schwachsinns ist in erster Linie heilpädagogisch. Die affektive Betreuung ist um so wichtiger, je stärker der Intelligenzdefekt ist. Selbst idiotische Kinder können sich ihres Lebens freuen und andern Freude bereiten, wenn sie affektiv genügend betreut werden. In Heimen, in denen sie zwar gekleidet und ernährt werden, in denen sie aber von zu wenig Personal betreut werden, das überdies weder genügend ausgebildet noch genügend angeleitet ist, verwahrlosen und verblöden Schwachsinnige. Eine optimale intellektuelle Förderung ist aber auch beim Debilen ohne entsprechende intensive affektive Betreuung unmöglich. — Die medizinische Behandlung des einmal bestehenden Schwachsinns kann im besten Falle die heilpädagogischen Bemühungen unterstützen. Sie kann am ehesten Verhaltensstörungen, seien sie wie der Erethismus oder die Apathie angeboren, seien sie wie z. B. Angst und Aggressivität, infolge ungünstiger Milieueinflüsse entstanden, korrigieren. Sekundär können solche Behandlungen auch die intellektuelle Leistungsfähigkeit bessern. In Frage kommen dabei am ehesten Psychopharmaka. Die Intelligenzschwäche an sich kann medikamentös nicht beeinflußt werden, wenn auch immer wieder von erfolgreichen Methoden berichtet wird, die jeweils einige Zeit modern sind, und dann von andern, noch moderneren abgelöst werden. Weder die während kurzer Zeit berühmte Glutaminsäure, noch Röntgenbestrahlung des Stammhirns, noch Injektionen frischer emulgierter oder auch getrockneter Zellen aus Schafshirn oder dergleichen haben die Intelligenz Schwachsinniger je gehoben. Es gehört zu den Aufgaben des Arztes, Eltern und Verwandte Schwachsinniger vor falschen Hoffnungen und unnötigen (oft extrem hohen) Ausgaben zu schützen. Ein wesentlicher Teil der Betreuung Schwachsinniger durch den Arzt besteht darin, deren Eltern richtig zu orientieren, ihnen die gestellte Diagnose annehmbar zu machen und die nötigen heilpädagogischen Maßnahmen so früh als nur möglich, auf jeden Fall längst vor dem Schulalter, zu ermöglichen. Mit der Diagnose ist auch die Prognose zu stellen. Die Eltern sind darauf hinzuweisen, daß auch ein Schwachsinniger Freude empfinden und Liebe nicht bloß empfangen, sondern auch geben kann. Im Hinweis auf die menschlichen Werte auch eines schwachsinnigen Menschen, in der Hilfe an die Eltern bei der Verarbeitung der Tatsache, daß ihr Kind schwachsinnig ist, liegt vielleicht die wesentlichste Hilfe, die der Arzt einem schwachsinnigen Kinde geben kann.

Prophylaxe des Schwachsinns. Tritt bei der Behandlung des Schwachsinns durch den Arzt die seelische Betreuung von Patient und seiner nächsten Umgebung in den Vordergrund, so feiert die vor allem naturwissenschaftlich-technische Medizin bei der Verhütung des Schwachsinnes Triumphe. Es gibt heute eine Reihe von Ursachen des Schwachsinns, die ausgeschaltet werden können, sei es, daß sie vermeidbar sind (z. B. gewisse Geburtsschäden), sei es, daß sie durch geeignete Maßnahmen unschädlich gemacht werden. Dabei ist die Früherfassung von höchster Wichtigkeit. Diese kann oft durch gruppenmedizinische Maßnahmen erreicht werden. Allerdings können Patienten, bei denen der Schwachsinn früh erkannt wird und die Ursache der Störung bekannt ist, längst nicht immer erfolgreich behandelt werden.

Ausfall einzelner Intelligenzfunktionen. Es gibt aber neben den Schwachsinnigen mit einzelnen besonders gut entwickelten Funktionen auch Kinder, bei denen nur einzelne Intelligenzfunktionen ungenügend entwickelt, andere aber normal erhalten sind. So kann z. B. das Erfassen und Reproduzieren von intellektuellen Systemen (z. B. der Zahlenreihe) oder von Formen gestört sein, während beim gleichen Patienten die sprachliche Begabung (und zwar auch für Fremdsprachen) gut entwickelt ist. Je nach der Entwicklung der Gesamtintelligenz und der sozialen und schulischen Bewährung kann man dabei von Schwachsinnigen mit einseitiger Begabung oder normal Intelligenten mit einseitigen Intelligenz-Ausfällen sprechen. Daß Kinder mit derartigen Störungen einer besonderen Betreuung in der Schule bedürfen, ist selbstverständlich. Es gelingt manchmal, von diesen Gebieten aus Brücken zu bauen, über die Gebiete schlechter Begabung wenigstens teilweise doch noch zugänglich werden können, ähnlich wie ein Tauber mit entsprechenden Methoden zum Sprechen gebracht werden kann oder wie ein Blinder lernen kann, sich dank seines Gehörs mit erstaunlicher Sicherheit durch die Straßen zu bewegen. Derartige Möglichkeiten können realisiert werden, wenn der Patient mitarbeitet und über eine im Gesamten gute Intelligenz und schöpferische Fähigkeiten verfügt. Auf jeden Fall aber muß der Lehrer eines derartigen Kindes die verschiedensten Methoden der Lehrtechnik kennen und dem Patienten gemäß verwenden, was in einer großen Klasse natürlich unmöglich ist. Die Anwendung falscher Lehrmethoden hingegen bewirkt bald eine depressiv-resignierte Haltung der Schule gegenüber, so daß die Leistungen ganz allgemein rasch absinken.

Ein praktisch wichtiges Beispiel einer gestörten Teilfunktion der Intelligenz ist die Unfähigkeit, Lesen und Schreiben nach den üblichen Methoden innerhalb der üblichen Zeit zu erlernen. Diese Störung, als *Legasthenie* bezeichnet, ist eher ein Syndrom als eine einheitliche Störung an sich. Die von ihr befallenen Kinder lesen und schreiben wesentlich schlechter als dies ihrer allgemeinen Intelligenz entspricht. Sie sind demnach im mündlichen Unterricht deutlich besser als im Schreiben und Lesen, in dem sie oft so weit versagen, daß sie weder einen Text vorlesen können, weil sie am Buchstabieren kleben bleiben, noch sinnvolle Worte schreiben können. Ist die Störung weniger stark ausgebildet, so lesen sie oft falsche und scheinbar willkürlich abgeänderte Worte. Beim Schreiben machen sie eine große Zahl von Fehlern, auch wenn das Geschriebene oft mehr oder weniger verständlich ist. Dabei lassen sich oft starke Schwankungen im Versagen feststellen.

Beim Lesen und Schreiben treten typischerweise Verwechslungen einzelner Buchstaben auf. Besonders häufig sind dabei für den Legastheniker die Buchstaben nicht unterscheidbar, die sich vor allem in der Orientierung im Raum unterscheiden, also z. B. d, g, p, b. Dabei ist die räumliche Orientierung des Patienten an sich, d. h. soweit sie sich nicht auf Buchstaben, geschriebene Worte und deren Verbindung mit der Sprache bezieht, sehr oft durchaus normal. Oft werden ähnliche Formen verwechselt, z. B. a und o. Häufig wechselt mitten im Wort oder im Satz die Schriftrichtung oder die Reihenfolge der einzelnen Buchstaben, die manchmal auch ausgelassen, ein andermal aber im gleichen Wort statt nur einmal mehrfach verwendet werden. Nicht selten findet sich auch ein Abrutschen oder Aufsteigen von der begonnenen Zeile oder aber ein Überspringen von Zeilen beim Übergang auf die nächste Linie. Häufig geben auch die Dehnung von Vokalen und Schärfung von Konsonanten zu Fehlern Anlaß. Es handelt sich also um Fehler, die vom Schulanfänger normalerweise bald überwunden werden. Aber auch die Aufnahme der Laute und deren Reproduktion ist oft gestört, was darauf hindeutet, daß die primäre Störung beim einen Teil der Patienten nicht im Graphischen sondern im Sprachlichen liegt. Einzelne Laute werden durch einen unbestimmten Zwischenlaut ersetzt. Selbst die Reihenfolge der Laute im gesprochenen Wort kann gestört sein, z. B. indem anstelle des einen Wortes ein Gebilde gesprochen wird, das sich aus dem ursprünglichen Wort und dessen spiegelbildlicher Umkehrung zusammensetzt (z. B. einei statt ein). Das Nachsprechen einfacher Silbengruppen, z. B. „blo, glo, od", ist fehlerlos oft nicht möglich. Nicht selten läßt sich beim Legastheniker ein deutliches Poltern feststellen. Oft ist die Satzbildung in bezug auf das Alter des Patienten zu einfach. Erzählungen neigen zu Weitschweifigkeit. Die Aussagen reihen sich, gleichgültig wie wichtig sie sind, aneinander, wie das in der Regel bei viel jüngeren Kindern geschieht. Bei anderen Legasthenikern scheint die Störung hingegen eher in der Erfassung von und Erinnerung an Formen zu liegen. Oft finden sich auch Raumorientierungsstörungen und besonders Schwierigkeiten, die an sich vorhandene Raumorientierung verbal ausdrükken. Häufig lassen sich bei Legasthenikern noch weitere Befunde erheben. So ist die Feinmotorik, besonders die Richtung der kleinen Bewegungen, oft gestört. Kinder mit fehlender oder unsicherer Lateralisierung und Linkshänder, die gewaltsam auf rechts umtrainiert worden sind, weisen besonders häufig eine Legasthenie auf. Ein Zusammenhang mit der Linkshändigkeit an sich ist umstritten. Hingegen scheinen unscheinbare Störungen der Augenbewegungen eine Rolle spielen zu können.

Die Ursachen der Legasthenie sind noch wenig bekannt. Oft, aber nicht immer, ist die Störung familiär. Wahrscheinlich können ihr sehr verschiedene Störungen zugrunde liegen. Viele Symptome, die bei manchen Legasthenikern gefunden werden, so z. B. die Retardation der psychischen Reifung, eine starke Schwankung der Leistung im Lesen und Schreiben, eine rasche Ermüdbarkeit, Empfindlichkeit auf

Wetterwechsel und Föhn sowie die Tatsache eines familiären Vorkommens sprechen dafür, daß die Legasthenie Folge einer organischen Störung ist. Wahrscheinlich handelt es sich aber nicht um eine einheitliche Hirnstörung. Daß auch psychogene Legasthenien vorkommen können, ist denkbar. Es würde sich dann vor allem um eine psychogene Retardation der Form- und Richtungserfassung, vielleicht auch der Aussprache handeln. Wahrscheinlich kommen auch psychogene und gewohnheitsmäßige Fixierungen bei ursprünglich organischen Reifungsstörungen vor, die unterdessen durch Nachreifung im Organischen überwunden sind.

Die Art des Lese- und Schreibunterrichts spielt ohne Zweifel beim Zustandekommen der Legasthenie eine große Rolle. Wechsel in der Schriftart, z. B. Lesebeginn mit Majuskeln in Blockschrift, dann Übergang zu gedruckten Groß- und Kleinbuchstaben und schließlich zur gebundenen Schrift einerseits, Wechsel der Methodik, z. B. von der Ganzwortmethode zur Buchstabenmethode, vielleicht schon die Ganzwortmethode an sich, begünstigen die Entstehung der Legasthenie. Dem entspricht die Tatsache, daß die Häufigkeit der Legastheniekinder in Klassen verschiedener Lehrer stark schwankt. — Es ist demnach anzunehmen, daß es einmal möglich sein wird, das Syndrom der Legasthenie in einzelne Gruppen auf Grund der jeweils ursächlichen Störung aufzusplittern.

Manchmal verursachen die Legasthenie und deren Folgen, das Schulversagen, zusätzliche psychogene Störungen, so vor allem bei übermäßigem Arbeiten für die Schule eine starke Übermüdung. Ungünstige Reaktionen der Eltern und der Lehrer, die die Legasthenie oft mit Flüchtigkeit und Nachlässigkeit verwechseln, führen beim Kind zu einer ausgesprochenen chronischen Depression, zu Resignation, Angst und Minderwertigkeitsgefühlen schwerer Art. Sie wirkt sich dann, vorerst nur den an sich engen Bereich des Schreibens und des Vorlesens betreffend, schließlich auf den ganzen Schulstoff aus, und dies in um so höherem Maße, je mehr in der Schule durch Schreiben und Lesen und je weniger durch die Sprache unterrichtet wird.

Der *Verlauf* der Legasthenie ist sehr verschieden. Gelegentlich scheint die grundlegende Störung spontan abzuheilen (es handelt sich dabei vielleicht um eine Verzögerung der Hirnreifung, die später nachgeholt wird). Dabei bleiben gelegentlich typische Fehler gewohnheitsmäßig fixiert, treten dann aber in erst später erlernten Fremdsprachen nicht auf. Meistens aber kommt es nicht zur spontanen Heilung. Aktiven Kindern mit schöpferischer Intelligenz ist es manchmal möglich, durch selbst erfundene mnemotechnische Tricks viele Fehler zu vermeiden. So gut wie immer verschwinden die typischen Fehler nach einigen Schuljahren, um einer allgemeinen Unsicherheit in der Orthographie Platz zu machen. Sie tauchen aber unter Umständen beim Schreiben einer Fremdsprache erneut auf (so wird z. B. im Französischen die

Richtung der Akzente miteinander verwechselt. Der Patient weiß zwar, ob er einen accent aigu oder einen accent grave schreiben muß, aber er weiß nicht, *wie* dieser geschrieben werden muß). Die Fehler manifestieren sich erneut in typischer Art bei starker Ermüdung und bei einem allgemeinen Abbau der intellektuellen Leistungsfähigkeit, z. B. infolge einer Krankheit oder eines Schädeltraumas.

Die *Behandlung* der Legasthenie besteht vor allem im Aufbau von mnemotechnischen Hilfskonstruktionen und im Üben der besonders schwierigen Buchstabenfolgen, sofern die Störung vor allem im Graphischen liegt. Die gleiche Methode ist sinnwidrig, wenn der Patient noch nicht imstande ist, die von ihm in der Schrift verwechselten Laute akustisch und sprachlich voneinander zu unterscheiden. Bei diesem haben sich die therapeutischen Bemühungen zuerst einmal auf das Üben der Aussprache zu erstrecken. — Die angewandten Maßnahmen sind dem Patienten anzupassen. Die Dauer des Unterrichts hat auf die gesteigerte Erdmüdbarkeit Rücksicht zu nehmen. So ist die Behandlung des Legasthenikers nur erfolgreich, wenn sie individuell dem einzelnen angepaßt ist. Schematische Übungen, z. B. nach vorgedruckten Anweisungen und Lese- oder Rechtschreibehilfen werden den Verschiedenheiten nicht gerecht. Sture Büffelei führt zu weiterer Schädigung. Auch bei bester Anpassung der Methodik an das Kind müssen die Übungen täglich und während vieler Monate, oft sogar während Jahren durchgeführt werden. Wird die Störung nicht schon beim Beginn des Erlernens von Lesen und Schreiben behandelt und ist der Patient durch sie schon reaktiv zusätzlich geschädigt, verbessern oft psychotherapeutische Maßnahmen und manchmal noch mehr medikamentöse Behandlungen (z. B. mit aktivierenden Antidepressiva) den Effekt der Übungen. Ein Erfolg kann auf jeden Fall nur erwartet werden, wenn auf den Patienten auch in der Schule Rücksicht genommen wird. Die Erziehungsberatung für Eltern und Lehrer ist daher von großer Wichtigkeit.

Die *Rechenschwäche* ist eine Störung, die das Rechnen erschwert, obwohl das mathematische Verständnis gut sein kann. Sie ist oft mit der Legasthenie kombiniert. Ähnlich wie dieser liegen ihr sehr verschiedene Störungen zugrunde. Manchmal sind es die gleichen wie bei der Legasthenie. Es werden die geschriebenen Zahlen miteinander verwechselt, soweit sie ähnlich sind (z. B. 2 und 5, 6 und 9, 3 und 8, usw.). Außerdem bestehen oft große Schwierigkeiten in der Berücksichtigung der Stellenwerte. So können beispielsweise 1001 und 0110 voneinander nicht unterschieden werden. Besonders oft bestehen Unsicherheiten in der Anzahl und Stellung der verwendeten Nullen. 1966 wird z. B. 190066 geschrieben. Dementsprechend macht auch das Erlernen der Maßeinheiten oft große Schwierigkeiten. Auch die Unterscheidung zwischen Multiplikation und Addition (mit den Zeichen x und +), manchmal auch der Division von der Subtraktion gelingt oft schlecht. Andere Patienten wiederum verwechseln Addition und Subtraktion. Bei andern schließlich liegt die Schwierigkeit in der Erinnerung an die (an sich logisch nicht ableitbare) Benennung der Zahlenreihe. Besonders das Rückwärtszählen macht vielen Mühe. Unter Umständen wird mit den Zahlen richtig gerechnet, doch bleibt das Kind in der verbalen Bezeichnung der Zahl unsicher. So kann beispielsweise mit der Zahl 12 richtig gerechnet werden, obwohl das Kind nicht sicher ist, ob diese Zahl als „zwölf" oder als „zwanzig" ausgesprochen wird. Es „kennt" die Zahl, weiß aber nicht, wie sie „heißt".

Da die Schule anfangs verständlicherweise das rechnerische Resultat und nicht das mathematische Verständnis zum Kriterium der mathematischen Leistungsfähigkeit nimmt, wirkt sich die Dyskalkulie vor allem im Unterricht auf der unteren Stufe ungünstig aus. Erreicht der Patient trotz seiner Störung die Mittelschule, so zeigen sich dann unter Umständen bei schwierigeren Aufgaben, vor allem in der Algebra, seine eigentlichen mathematischen Fähigkeiten. — Die Behandlung der Dyskalkulie entspricht der der Legasthenie und besteht vor allem im Üben des Zahlenschreibens und -lesens, des Zählens, der Maßeinheiten und der Rechnungsoperationen, die Schwierigkeiten machen und schließlich in der Behandlung der Störungen, die durch das Versagen des Patienten und die Reaktion der Umgebung auf dieses Versagen hervorgerufen werden.

Hirnschaden-Syndrom

Die Psychiatrie unterscheidet zwischen dem hirnlokalen Psychosyndrom und dem psychoorganischen Syndrom. Dieses umfaßt als typische Symptome die Störung der Merkfähigkeit und des Frischgedächtnisses, Störungen in der Begriffsbildung (es werden für einen bestimmten Begriff zu diffuse, allgemeine oder zu spezielle, zu sehr einschränkende Bezeichnungen gegeben) und die affektive Labilität. Die typischen Symptome des hirnlokalen Psychosyndroms sind die Störungen des Antriebs im Sinne einer Abschwächung oder Verstärkung, die qualitative oder/und quantitative Störung einzelner Triebe, das Vorkommen unreflektierter, einfallsmäßig-triebhafter Handlungen und das Auftreten von affektiven Verstimmungen. Die Störungen treten dabei typischerweise in unregelmäßigen Perioden auf und wechseln oft untereinander ab. Eine scharfe Abgrenzung zwischen hirnlokalem und psychoorganischem Syndrom ist beim Kinde nur recht selten möglich. Meistens handelt es sich um Störungen, bei denen das eine Syndrom als Vollbild erkennbar ist, zu dem aber Symptome des andern Syndroms kommen. Aus diesem Grunde wird oft verallgemeinernd von einem Hirnschaden-Syndrom gesprochen. Die Mischung von Symptomen beider Syndrome hängt wohl vor allem mit der Tatsache zusammen, daß jede länger dauernde Hirnstörung die psychische Entwicklung verzögert. Beim Säugling und Kleinkind aber sind Wechsel im Antrieb, plötzliches Auftreten einzelner Triebe, eine starke Impulsivität und eine gewisse Neigung zu Verstimmungen die Norm, währenddem sie bei einem älteren Kinde (und natürlich auch beim Erwachsenen) als krankhaft imponieren und typischerweise als hirnlokales Psychosyndrom bei mehr oder weniger umschriebenen Störungen des Zentralnervensystems zu beobachten sind. Die Symptome der psychischen Retardation und des hirnlokalen Psychosyndroms lassen sich daher kaum gegeneinander abgrenzen. So kann z. B. oft behauptet werden, es liege ein psychoorganisches Syndrom mit psychischer Retardation vor, wobei ebenso richtig der gleiche Zustand als eine Mischung zwischen psychoorganischem und hirnlokalem Syndrom bezeichnet werden kann.

Wenn hier der Aufteilung des Hirnschaden-Syndrom in die Syndrome der hirnlokalen und der generalisierten Störung des Großhirns (hirnlokales und psychoorganisches Syndrom) der Vorzug gegeben wird, so ist im Auge zu behalten, daß Färbungen des einen Syndroms durch das andere und Mischformen gewöhnlich sind und wesentlich häufiger auftreten als beim Erwachsenen.

Das **psychoorganische Syndrom** *des Kindes* tritt auf, wenn nach anfangs normaler Entwicklung eine Störung erfolgt, die eine diffuse Schädigung der Großhirnrinde (vielleicht auch nur der Insel) bewirkt. Im Gegensatz zum Schwachsinn, bei dem sehr früh die Entwicklung der psychischen (vorab intellektuellen) Fähigkeiten gestört ist, tritt hier ein Abbau oder wenigstens eine Verlangsamung der psychischen Entwicklung in einem späteren Zeitpunkt auf. Die typischen Symptome sind die Störung der Merkfähigkeit und des Frischgedächtnisses und zwar vor allem (aber nicht ausschließlich) für Inhalte, die nicht affektiv besetzt sind und die besonders häufig Formen und Systeme betreffen, die oft schon bei der Aufnahme nicht scharf abgegrenzt oder unterschieden werden, Schwierigkeiten im Reproduzieren einmal erfaßter Inhalte, und damit Einfallsarmut, Verlangsamung des Denkens, Konfabulationen als Kompensation der Verlangsamung und Einfallsarmut, zu rasche Ermüdbarkeit besonders (aber nicht nur) bei intellektueller Arbeit, und eine affektive Labilität. Dauert der Hirnschaden längere Zeit an, so läßt sich so gut wie immer eine Retardation der psychischen Reifung beobachten. Diese Reifungsstörung bewirkt oft das Persistieren einer Verstimmbarkeit, einer Impulsivität und von Schwankungen des Antriebs, wie sie beim kleinen Kinde normal sind, wie sie aber auch für das hirnlokale Syndrom typisch sind.

Entsprechend der vegetativen Labilität derartiger Patienten finden sich typischerweise eine gesteigerte Wetterempfindlichkeit, Empfindlichkeit auf Schlafentzug, Verstärkung der Symptome bei Krankheiten, langsamere Erholung der psychischen Störungen in der Rekonvaleszenz. Ist die organische Störung schwer, so entsteht eine eigentliche Verblödung, die Demenz, die in ihren schwersten Formen oft nicht vom Zustand einer schweren Idiotie zu unterscheiden ist. Auch ein mittelschweres organisches Psychosyndrom beim Kind kann die intellektuelle Leistungsfähigkeit so stark herabsetzen, daß sie der einer Imbezillität entspricht.

Die einzelnen Symptome beim juvenilen psychoorganischen Syndrom sind von Patient zu Patient verschieden stark entwickelt. Einmal kann die Hemmung der psychischen Reifung, einmal die Affektlabilität, einmal die Störung der Merkfähigkeit, manchmal auch kompensierendes Verhalten im Vordergrund stehen. Je nach der Stärke der Störung und je nachdem ob das eine oder ein anderes Symptom besonders deutlich hervortritt, sind die Bilder, die beim psychoorganischen Syndrom gefunden werden, sehr verschieden und damit auch die Effekte in bezug auf das Sozialverhalten und die Lernfähigkeit. Die Störung des Frischgedächtnisses wird oft als gewollte Unaufmerksamkeit, die gesteigerte Ermüdbarkeit als Faulheit interpretiert. Bei leichteren Störungen und bei starken Schwankungen der Stärke der Symptome kommt der Erzieher oft zum falschen Schluß, daß der Patient „schon könnte, wenn er wollte". Die Störung des Frischgedächtnisses kann bewirken, daß die Lösungen der Hausaufgaben am andern Morgen vergessen sind, so daß der Eindruck entstehen kann, sie seien nicht erledigt worden. Der Patient kann dem Tempo des Unterrichtes nicht folgen und kommt unter Umständen erst zum Wort, wenn alle Mitschüler die Antwort schuldig bleiben und der Lehrer längere Zeit auf eine richtige Antwort wartet. Bei stärkerer Verlangsamung und Störung der Merkfähigkeit sinkt die Schulleistung oft auf das Niveau eines Schwachsinnigen, obschon die Intelligenz-Funktionen im engern Sinne nicht betroffen sind. In Schulen, in denen anstelle eines logischen Aufbaus das Auswendiglernen tritt, versagen die Patienten besonders rasch. Forsche und temporeiche Lehrmethoden sind für diese Patienten besonders ungünstig. Der für das Kind zu rasch vorwärtsschreitende Unterricht fährt gleichsam unfaßbar an ihm vorbei. Unter dem Druck der Zeit versucht das Kind dort zu erraten, wo es bei genügender Zeit durchaus fähig wäre, die Aufgabe denkend richtig zu lösen. Besonders stark versagen derartige Kinder in einem Unterricht, in dem vor allem auf rasches brillantes Antworten und nicht auf echte Denkleistungen abgestellt wird, so z. B. bei den auch für das normale Kind vollkommen sinnlosen mündlichen Schnellrechnungen. Kommt zu diesem Versagen noch eine infolge gestörter Feinmotorik unschöne (vermeintlich flüchtige, unsorgfältige) Schrift dazu, so kann wohlgemeinter aber sinnloser pädagogischer Druck zu schweren Reaktionen beim Patienten führen, sei es zu Affektausbrüchen, sei es zu stumpfer depressiver Resignation. Das schulische Elend des Kindes wird noch gesteigert, wenn die Eltern versuchen, die Schulschwierigkeiten durch intensiven zusätzlichen Unterricht von stundenlanger Dauer zu überwinden, was entsprechend der gesteigerten Ermüdbarkeit nur zu einem Anwachsen der Fehlerzahl führen kann. Aber nicht nur das leistungsmäßige Versagen infolge den Störungen nicht angepaßter Unterrichtsmethoden stößt das Kind mit einem psychoorganischen Syndrom ins Elend, sondern noch mehr falsche pädagogische Maßnahmen, wie Strafen aller Art. Herabsetzung vor andern Kindern wird infolge der affektiven Labilität und Selbstunsicherheit besonders schwer empfunden. Hingegen kann ein ruhiger, wohlwollend führender Schulunterricht oft zu unerwartet guten Leistungen führen. Dies ist besonders der Fall, wenn das Unterrichtstempo dem Kind angepaßt wird und anstelle sinnloser Gedächtnis- und Geschwindigkeitsleistungen ein affektbetonter und in seinem Aufbau vom Kind logisch nachvollziehbarer Unterricht gegeben wird. Überraschend gute Leistungen gibt es auch, wenn auf die Störungen der Motorik insofern Rücksicht genommen wird, als auf eine „schöne" Schrift verzichtet wird und das Kind die Erlaubnis erhält, größer als üblich zu schreiben. Ältere, intelligente und aktive Kinder sind nicht selten imstande, durch selbsterfundene Sicherungen, mnemotechnische Tricks und Gedächtnishilfen dem Unterricht trotz eines leichteren psychoorganischen Syndroms gut zu folgen. — Was für den Unterricht gilt, gilt für die Erziehung dieser Kinder überhaupt. Sie brauchen eine wohlwollende, liebevolle Führung. In bezug auf das Sozialverhalten sind sie mehr als andere Kinder ihres Alters auf liebevolle Kommentare und Ratschläge angewiesen, da sie bei ihrer Schwerfälligkeit nicht wie andere Kinder in der Lage sind, auf Grund der nicht bewußten Beobachtung und Imitation sich in der Gesellschaft richtig zu verhalten. Sie sind lange unselbständig und übersehen vieles, was andere schon längst beachtet haben. Auch ihnen ist wie den Schwachsinnigen die Überforderung äußerst gefährlich. Auch hier findet man wie beim Schwachsinnigen oft Vereinsamung mit resignierter Passivität, ungeschickte Kompensationsversuche, Gefahr des Abgleitens in die Verwahrlosung, A- und Antisozialität. Auf der anderen Seite bewirkt eine Überbehütung eine zusätzliche Hemmung der psychischen Reifung.

Nicht jedes psychoorganische Syndrom ist irreversibel. So klingen die psychischen Störungen nach einer organischen Hirnkrankheit oder einer posttraumatischen Enzephalose infolge einer Hirnverletzung häufig ab und dies nicht selten in erstaunlich hohem Maße. Eine starke psychische Beanspruchung scheint das Abklingen zu hemmen, eine reizarme, geregelte Umgebung zu beschleunigen. Dementsprechend ist jede Überforderung ungünstig. Ebenso können sich die Symptome durch den Streß der Pubertät verschlimmern (besonders die Reizbarkeit, die Ermüdbarkeit und damit auch das Sozialverhalten). — Besserungen oder auch Heilungen benötigen oft Jahre. Es kommen aber auch zunehmende Verschlimmerungen vor, da eine symptomatische Epilepsie auftreten kann, und zwar unter Umständen erst nach vielen Jahren. Aus diesen Gründen ist es unmöglich, bei einem Kind mit einem psychoorganischen Syndrom vor Abschluß der Adoleszenz eine Prognose zu stellen.

In der Regel werden psychoorganische Symptome bei Kindern gefunden, die eine aus der Anamnese bekannte organische Hirnstörung aufweisen, sei es infolge Krankheit oder Hirnverletzung. Ist der Hirnschaden mit Defekt abgeheilt, so sprechen wir von einer Enzephalose. Wird ein organische Psychosyndrom festgestellt, das sich aus der Anamnese nicht erklären läßt, so ist eine genaue körperliche Untersuchung unumgänglich, da die psychischen Störungen unter Umständen nur die ersten Symptome einer Hirnerkrankung sein können, so z. B. eines Hirntumors, einer chronischen Enzephalitis oder einer beginnenden Epilepsie, manchmal auch einer Krankheit, die primär nicht das Zentralnervensystem betrifft, dieses aber in Mitleidenschaft zieht, z. B. einer Anämie. Die klinische neurologische Untersuchung stellt allerdings bei Kindern mit sicher festgestelltem psychoorganischem Syndrom nicht selten keine krankhaften Befunde fest. Manchmal lassen sich minimale Zeichen einer zerebralen (spastischen) Lähmung finden (Minimal palsy). Oft führen Lumbalpunktion, Elektroenzephalogramm, Luftenzephalogramm und ähnliche Untersuchungen weiter. Läßt sich bei der körperlichen Untersuchung nichts Krankhaftes feststellen, so müssen psychiatrische Untersuchungen den weiteren Verlauf der psychischen Störungen kontrollieren. Verstärken sie sich mit der Zeit, so muß die körperliche Untersuchung wiederholt werden.

Das **hirnlokale** und das **endokrine Psychosyndrom** sind psychopathologisch gekennzeichnet durch eine Störung des Antriebes (z. B. durch eine Apathie, einen Erethismus), einzelner Triebe (z. B. des Appetitis, des Durstes, des Bewegungstriebes, der Sexualität, des Schlafes) sowie durch eine Verstimmbarkeit und Drangzustände in irgendeiner Richtung (z. B. der Dysphorie, der manischen oder depressiven Verstimmung). Dazu kommen impulsives, einfallsmäßiges, einschießendtriebhaftes Handeln, das als ich-nahe erlebt wird. Typisch für die Störung ist ihr periodisches Auftreten. Diese Perioden folgen sich in der Regel nicht in gleichen zeitlichen Abständen. Sie können dann in regelmäßigen Abständen auftreten, wenn sie mit dem Menstruationszyklus und dessen hormonalen Umstellungen zusammenhängen. — Die Periodizität der Störungen ist für die Diagnose von großer Bedeutung. Sie wird zwar von der Umgebung der Patienten beobachtet, aber kaum je spontan erwähnt. Auf Befragen erhält dann der Arzt unter Umständen Angaben, wie „manchmal ist er der liebste Knabe und zu andern Zeiten ist mit ihm nichts anzufangen“, oder „schon beim Aufstehen kann man an der schlechten Laune sehen, daß dann der ganze Tag für eine vernünftige Arbeit verloren ist." Allerdings ist nicht jedes periodische Auftreten unweigerlich organisch bedingt. Es kann auch durch von Zeit zu Zeit erfolgende äußere Störungen eines Patienten verursacht und damit psychogen sein. Zu diesen Störungen gehören z. B. periodische Verstimmungen einer wichtigen Bezugsperson, z. B. schwere prämenstruelle Verstimmungen der Mutter, periodisch auftretende Räusche des Vaters, aber auch der erste Schultag nach dem Wochenende, erzwungene Besuche bei abgelehnten Verwandten, schlechte Schulnoten und vieles mehr. Typischerweise lassen sich bei den psychogenen Störungen, die periodisch auftreten, adäquate Ursachen finden, während bei denen des hirnlokalen Psychosyndroms solche meistens entweder fehlen oder nur als auslösendes Moment wirken und die Verstimmung in ihrer Stärke der äußeren Störung nicht entspricht. — Zu Beginn einer Verstimmung geraten die Patienten vorerst meistens in einen apathischen, antriebsarmen Zustand. Erst wenn sie von außen zur Aktivität gedrängt werden, schlägt dieser in einen dranghaft-aggressiven um. Einzelne Impulshandlungen können aus einer Verstimmung heraus begangen werden. Manchmal aber brechen sie unvermittelt und ohne Vorboten auf, jedem unerklärlich, der den Patienten nur in den „guten" Zeiten kannte. Die Störungen können alle möglichen Triebe betreffen und diese in bezug auf ihre Stärke aber auch in bezug auf ihre Art verändern. Bei kleinen Kindern ist wohl am häufigsten der motorische Antrieb gestört, sei es in einer Steigerung oder in einer Herabsetzung. Typischerweise (aber nicht immer) ist der Säugling mit einem hirnlokalen Psychosyndrom ausgesprochen passiv und ruhig. Später, meistens kurz nachdem er gehen gelernt hat, schlägt diese Passivität oft in einen Erethismus um, der seinerseits in der Adoleszenz und auch früher oft wieder von einer Antriebsarmut gefolgt ist. Andere Kleinkinder weisen als besonders auffallendes Symptom einen gesteigerten Durst auf, wobei sie es nicht verschmähen, aus Blumenvasen, Untersätzen und Wasserlachen zu trinken. Wieder bei andern steht die dysphorisch-weinerliche Verstimmung im Vordergrund. Dranghaftes Weglaufen findet sich hingegen vor allem bei älteren Kindern. Dabei streunen sie manchmal ziellos umher, während andere einfallsmäßig und ohne Vorbereitungen Verwandte oder Bekannte aufsuchen. Nicht selten führen derartige poriomane Zustände zu Schulschwänzen, Fernbleiben von der Arbeit usw. Entsprechend der Antriebsstörung kann auch die Schulleistung sehr stark schwanken. Bei andern bezieht sich die Triebstörung hauptsächlich auf das Essen, was häufig zu Fettsucht und seltener zu Magersucht führt. Das Schlafbedürfnis kann erhöht, seltener herabgesetzt sein, oder es kann eine Störung im Schlaf-Wach-Rhythmus auftreten. Bei herabgesetztem Schlafbedürfnis besteht oft eine ausgesprochene gereizte Dysphorie mit gespannter, zielloser Betriebsamkeit, die oft latent aggressiv ist, selten aber auch nur eine gesteigerte Fähigkeit zu sinnvoller Aktivität und damit eine allerdings vorübergehend erhöhte Leistungsfähigkeit. Mit der Pubertät wird oft auch der Geschlechtstrieb in irgendeiner Richtung verändert, was natürlich zu großen zusätzlichen Schwierigkeiten führen kann. Ein spätes Auftreten und eine schwache Sexualität sind beim Syndrom häufiger als eine Verstärkung oder Vorverlegung.

Das hirnlokale Syndrom findet sich — wie der Name sagt — typischerweise bei lokalisierten Hirnstörungen. Man versuchte in Analogie zu neurologisch faßbaren lokalisierten Ausfällen, auch Frontal-, Temporal- und Stammhirn-Syndrome psychopathologisch voneinander abzugrenzen. Es scheint zwar, daß einzelne Symptome bei verschiedenen Lokalisationen der organischen Läsion verschieden häufig gefunden werden. Es ist aber vollkommen unmöglich, beim einzelnen Patienten auf Grund seiner psychischen Störung den organischen Hirnschaden mit Sicherheit zu lokalisieren. Es entspricht daher dem heutigen Stande des Wissens besser, wenn in der Bezeichnung des vorgefundenen psychiatrischen Syndroms unter Weglassen lokalisierender Attribute generell vom hirnlokalen Syndrom gesprochen wird.

Die psychischen Störungen infolge endokriner Erkrankungen, das *endokrine Psychosyndrom* läßt sich psychopathologisch vom hirnlokalen Psychosyndrom nicht unterscheiden. Hormonale Störungen führen sehr häufig zu Störungen der Hirnfunktion und, wenn sie lange genug bestehen und schwer genug sind, auch zu anatomisch faßbaren Hirnschäden, zu einem organischen Psychosyndrom, zu Demenz, zu Störungen des Bewußtseins und bei frühem Auftreten zu Schwachsinn.

Von der Umgebung werden die Symptome des hirnlokalen Psychosyndroms wohl häufiger als die irgend einer andern psychischen Störung als Unart, Verwahrlosungserscheinung, moralisches Versagen und dergleichen erlebt und ihre sozialen Folgen als selbstverschuldet eingeschätzt. Dementsprechend werden die erzieherischen Möglichkeiten auch eingesetzt: der Apathie und der Überbetriebsamkeit wird mit erzieherischem Zwang begegnet, einschießende Impulshandlungen werden bestraft usw. Der Effekt derartiger allerdings naheliegender Maßnahmen ist sehr oft eine Verschlechterung. Für gesunde Kinder unschädlich pseudo-pädagogische Maßnahmen gefährden Patienten mit hirnlokalem Syndrom oft schwer in ihrer Entwicklung. Allerdings sind derartige Patienten oft äußerst schwierig zu erziehen. Infolge ihrer oft stark und manchmal unvermittelt ändernden Verfassung kann eine Erziehungsmaßnahme einmal richtig, ein andermal vollkommen falsch sein. Obwohl — wie bei jeder Erziehung — eine gewisse Stetigkeit angestrebt werden muß, ist auf die Verstimmungen Rücksicht zu nehmen. Erziehungsversuche während der Verstimmung führen meistens zu Widerstand und, wenn sie fortgesetzt werden, oft zur Auslösung von ungebremsten Affekt- und

Triebhandlungen, auf jeden Fall zu einem Andauern der Verstimmung. Die Beobachtung zeigt, daß die Patienten erzieherisch am besten und raschesten beeinflußt werden können, wenn man sie in der Verstimmung in Ruhe läßt und versucht, durch äußere Maßnahmen gefährliche Impulshandlungen in sozial nicht störendes Verhalten zu modifizieren. Die wesentlichste pädagogische und manchmal einzige wirksame Hilfe für derartige Kinder sind ohne Zweifel die Maßnahmen, die ihnen zu spüren geben, daß sie trotz ihrer Schwierigkeiten, unter denen sie subjektiv oft leiden und gegen die sie oft machtlos sind, vom Erzieher nicht als minderwertig abgeschrieben werden. Gerade wegen ihrer Irritabilität sind sie mehr als gesunde Kinder auf Verständnis und Achtung angewissen. Das Erreichen einer derartigen Einstellung fällt dem Erzieher allerdings nicht immer leicht, da er auf Grund der „guten" Zeiten des Patienten die erzieherischen Möglichkeiten überschätzt und sich enttäuscht von ihm abwendet, nachdem sein ganzer Aufwand an Können und Geduld ohne Erfolg war.

Es zeigt sich, daß beim hirnlokalen Psychosyndrom sehr häufig mit dem Erreichen des Erwachsenenalters eine deutliche Beruhigung und damit Resozialisierung auftritt, sei es, daß sich der Patient mit dem hirnlokalen Psychosyndrom mit zunehmendem Alter ebenso beruhigt wie der Normale, sei es, daß er sich mit der Zeit ein Milieu zu schaffen versteht, in dem sein Verhalten sozial keine oder wenigstens tragbare Schwierigkeiten macht. Dies gilt auch für schwere Störungen. So wurde ein normal intelligenter Knabe von Schulbeginn an von Heim zu Heim geschickt, weil er wegen seiner periodischen Verstimmungen, teils hypomanischer, teils erethisch-aggressiver Natur nirgends auf die Dauer tragbar war. Schließlich fand sich für den unterdessen 15-jährigen Patienten eine Pflegefamilie, die ihn aufnahm, nachdem es sich als unmöglich erwiesen hatte, für ihn einen Platz in einem Heim zu finden, in dem er ertragen worden wäre. Diese betreute ihn liebevoll, allerdings eher wie einen bildungsunfähigen Pflegefall, und verzichtete weitgehend auf eine erzieherische Förderung. Mit 17 Jahren trat er eine Hilfsstelle als Reisender an, wo er sich so gut bewährte, daß ihm schon mit 21 Jahren die Vertretung eines Büroartikels für ein ganzes Land anvertraut wurde, wobei er vor allem die Kundschaft besuchen mußte. Es zeigte sich, daß er seine Aufgabe ausgezeichnet löste. Die psychiatrische Nachkontrolle ergab, daß er sich trotz unverändertem hirnlokalem Psychosyndrom sehr gut sozialisiert hatte. Dies spricht dafür, daß dem Patienten mit einem hirnlokalen Psychosyndrom eine seiner Intelligenz entsprechende Schul- und Berufsbildung ermöglicht werden sollte, auch wenn dazu besondere Maßnahmen nötig sind, und daß in der Berufswahl auf seine besonderen Eigenheiten, vor allem die Unausgeglichenheit und Unstetigkeit, Rücksicht genommen wird. So können beispielsweise Patienten mit gesteigertem Antrieb der Motorik eine Lehre mit geregelter, sitzender Arbeitsweise, wie sie in einem Büro die Regel ist, nicht bestehen, weil sie davonlaufen. Wenn ihr Beruf eine gewisse Unregelmäßigkeit und Unstetigkeit in sich birgt, sei es nun in bezug auf Beanspruchung, Arbeitszeit oder Arbeitsort, so bewähren sie sich oft erstaunlich gut.

Der Wechsel der einzelnen Triebe und des Antriebs sowie die einschließenden Triebhandlungen erschweren nicht bloß die Erziehung. Sie machen auch den Patienten für die Verwahrlosung besonders empfänglich. Oft entsteht aber eine Symptomatik, die falscherweise als Verwahrlosung bezeichnet wird, auch wenn der Patient in einem an sich unauffälligen und geordneten Milieu aufgewachsen ist, bloß weil er innerlich haltlos ist. – Infolge seiner Unstetigkeit kommt besonders der jugendliche Patient mit hirnlokalem Psychosyndrom oft in äußere Not, durch die er sich wegen seiner unüberlegten Spontaneität häufig zu kriminellen Handlungen hinreißen läßt. Es handelt sich vor allen Dingen um kleinere Gelegenheitsdelikte, z. B. Diebstähle, seltener aber auch um schwer kriminelles Verhalten, die dem Patienten oft genug nach vollbrachter Tat unerklärlich sind.

Die körperliche Untersuchung des Patienten mit hirnlokalem Psychosyndrom hat wie bei Patienten mit organischem Psychosyndrom vor allem abzuklären, ob eine prozeßhafte Störung vorliegt. Das hirnlokale Psychosyndrom kann ebenso gut Folge einer prozeßhaften organischen Hirnerkrankung sein wie das psychoorganische Syndrom. Es kann auftreten, längst bevor der Patient auch dem Laien als körperlich krank erscheint und bevor die üblichen neurologischen Methoden krankhafte Befunde abgeben. Es muß also auf jeden Fall soweit als möglich abgeklärt werden, ob es sich um den Defekt einer körperlich längst abgeheilten Störung oder um eine vorerst vor allem psychiatrisch faßbare fortschreitende Krankheit handelt. Wesentliche Beiträge dazu gibt, abgesehen von der persönlichen Anamnese, oft die Familienanamnese: Das hirnlokale Syndrom ist sehr häufig vererbt. So zeigt es sich sehr oft, daß die Patienten Verwandte haben, die in ihrer Jugend an gleichen Störungen litten und oft auch körperlich dem Patienten glichen. Derartige Ähnlichkeiten mit erwachsenen Verwandten geben auch gewisse Anhaltspunkte für die Prognose der Störungen.

Das **Syndrom der Bewußtseinsstörung** wurde erstmals unter der Bezeichnung der „Psychose vom akuten exogenen Reaktionstyp" von Bonhoeffer bei delirierenden Typhuskranken beschrieben. Entgegen der ursprünglichen Bezeichnung kann die Störung durchaus auch chronisch sein.

Die Bewußtseinstörung kann alle Stufen zwischen leichter Benommenheit oder Dämmerigkeit bis zur schweren Bewußtlosigkeit durchlaufen. Dabei treten oft Primitivhalluzinationen und Depersonalisationserscheinungen auf. Zur Bewußtseinsstörung, die zur Verkennung der Umwelt, Desorientiertheit und daher Ratlosigkeit führt, tritt eine Reihe von psychischen Störungen aus dem Bereiche des psychoorganischen oder hirnlokalen Psychosyndroms. Ihre Ursache ist eine organische Hirnstörung, deren Anlaß ebenso vielfältig ist wie der dieser beiden Syndrome, aus denen heraus es sich entwickeln oder in die es übergehen kann. Am häufigsten findet sich beim Kind das Syndrom der Bewußtseinstrübung in Form des Fieberdelirs, nach Hirntraumen und bei der Epilepsie.

Die Behandlung der Störung besteht natürlich vor allem in der Behandlung der Grundkrankheit. Bei starker Erregtheit sind beruhigende Maßnahmen angezeigt. Oft trägt der liebevolle Kontakt und beruhigende Zuspruch, der auch die durch die Ratlosigkeit und Desorientation hervorgerufene Angst günstig beeinflußt, mehr zur Beruhigung bei als irgend eine andere Maßnahme.

Retardation der psychischen Reifung als Folge einer Störung der Hirnfunktion

Beim Kinde — im Gegensatz zum Erwachsenen — sind das psychoorganische Syndrom, das hirnlokale und endokrine Psychosyndrom und das Syndrom der Bewußtseinstrübung so gut wie immer von einer Retardation der psychischen Entwicklung begleitet, wenn sie längere Zeit andauern. Gelegentlich ist es eine Frage des Ermessens, ob man einzelne Symptome lieber der Retardation oder einem der genannten Syndrome zuordnen will. Dies gilt besonders für die affektive Labilität, die rasche Ermüdbarkeit und die gesteigerte Reizbarkeit, aber auch für den Wechsel des Antriebs. Manchmal aber steht die Retardation der psychischen Reifung eindeutig im Vordergrund. Diese Reifungsstörung (man könnte auch von einem relativen Infantilismus sprechen) kann umfassend sein, bezieht sich aber sehr oft nur auf einzelne Seiten des Charakters, währenddem einzelne andere Seiten altersgemäß entwickelt sind oder sogar dem Lebensalter in ihrer Entwicklung vorauseilen, was dann zu der Mischung von „altklug-infantil" führt. Die Retardation kann, aber muß dabei keineswegs, von einer Verzögerung in der Intelligenz-Entwicklung begleitet sein. Sie wirkt sich aber natürlich auf die intellektuelle Leistungsfähigkeit, besonders wenn diese nicht lustbetont ist, unter Umständen sehr stark aus.

Die Retardation der psychischen Entwicklung bezieht sich in erster Linie auf das Erleben des Kindes. Sie wird in der Regel von den Angehörigen erstmals zum Beginn des Schulalters bemerkt. Das Kind erlebt noch nicht altersgemäß, sondern wie ein jüngeres Kind. Es interpretiert seine Welt z. B. noch nach Art eines Kleinkindes, auch wenn es das Schulalter schon erreicht hat: Es kann so Vorstellung und Realität noch nicht sicher unterscheiden und lebt noch lange in einer magisch-animistischen Welt. Das Märchen ist ihm noch wahr. Es identifiziert sich noch mit seinen Spielsachen, seine Realität ist noch durch Projektionen beseelt. Das Gesetz von Ursache und Wirkung und damit das logische Denken hat nur beschränkte Gültigkeit. Es lebt sehr dem Augenblick und der momentanen Stimmung. Seine Tätigkeit ist noch zu stark mit dem Bestreben verbunden, Lust zu erleben und Unlust zu vermeiden. Handlungen erfolgen mit dieser Zielsetzung und nicht z. B. aus der Erkenntnis einer äußeren Notwendigkeit. Die Interessen sind noch nicht altersgemäß. Dementsprechend sind Arbeitshaltung und Leistungsfreude unterentwickelt. Die Selbständigkeit im Verrichten von Arbeiten, die nicht im Moment und nicht im direkten Kontakt mit Erwachsenen durchgeführt werden können, ist noch gering. Der Ehrgeiz, der beim normalen Schulkind häufig eines der wichtigsten Motive zu Leistungen darstellt, fehlt noch weitgehend. Das Sozialverhalten ist noch unreif.

Ist diese Retardation beim Eintritt ins Schulalter noch vorhanden, so ist das Kind noch nicht schulreif; es wird in der Schule oft versagen. Unter Umständen vermag es dank energischer Führung zuhause und in der Schule und dank normaler Intelligenz vielleicht dem Unterricht noch zu folgen. Der allfällig gute Schulerfolg wird aber erkauft durch Zwang und Beschränkung der Freiheit und kostet dem Kind sehr oft die Zeit, in der es Möglichkeit zum freien Spiel haben sollte. Dabei bedarf es gerade wegen der Retardation des Spiels noch mehr als andere Gleichaltrige. Derartige Kinder müssen deshalb oft von der Schule wegen ungenügender Schulreife — auch dann wenn sie intelligent sind — zurückgestellt werden, da der überfordernde Unterricht ihre psychische Entwicklung gefährdet. Gelegentlich allerdings gelingt es einem Kind, trotz entwicklungsmäßig zu frühem Schulbesuch die Retardation aufzuholen. Sonst aber wird es gerade wegen der zu großen Belastung durch die Schule versagen, obwohl die Intelligenz an sich genügen würde. Dieses Versagen ist natürlich um so größer, wenn noch psychische Störungen anderer Art zur Retardation hinzukommen, was sehr häufig der Fall ist.

Selbstverständlich wirkt sich die psychische Retardation auch auf das Zusammenleben mit andern Kindern aus. Das psychisch retardierte Kind findet nur schlecht Anschluß an Gleichaltrige. Es weicht aus in den Kontakt zu Jüngeren, die es oft infolge seiner altersmäßigen körperlichen Entwicklung dominieren kann, oder aber zu älteren Kindern, von denen es sich oft wie eine Puppe hätscheln und verwöhnen läßt. Es versteht die Gleichaltrigen nicht, teilt ihre Interessen nicht und wagt es auch nicht, an ihren Rang- und Prestige-Kämpfen teilzunehmen.

Ähnliches gilt für die Verzögerung der psychischen Pubertät. Sie führt zwar eher weniger zu einem Versagen in der Schule, dafür aber unter Umständen zu einem Versagen bei beruflicher Arbeit, bei der der Kontakt zum Vorgesetzten und die erzieherische Führung wesentlich geringer sind als in der Schulsituation. Kontaktstörungen zu Gleichaltrigen, deren Interessen nicht mehr geteilt werden können, führen zur Isolierung, die wiederum die Elternbindung verstärkt, die schon durch die Retardation der psychischen Entwicklung übermäßig war. Die Kritiklosigkeit als Zeichen der Retardation, die Unbedachtsamkeit mangels Voraussicht, das unreife Verantwortungsbewußtsein und damit die Abhängigkeit vom Urteil anderer und die Entwicklung krankhafter Kompensationshandlungen erhöhen die Verführbarkeit und bewirken daher eine Gefährdung in verschiedener Hinsicht, vor allem in bezug auf Kriminalität und unangepaßtes Sexualverhalten.

Wenn es, allerdings mit Vorbehalten, noch möglich war, die in den früheren Abschnitten erwähnten Störungen als „vorwiegend organisch" bedingt zu bezeichnen, so muß in bezug auf die Retardation der psychischen Entwicklung eingeräumt werden, daß sie längst nicht immer oder wenigstens nicht ausschließlich als Folge einer organisch bedingten Hirnstörung anzusprechen ist. Wohl verursachen organische Hirnstörungen, wenn sie längere Zeit andauern, so gut wie immer neben den auch beim Erwachsenen auftretenden Störungen eine psychische Retardation. Es gibt aber auch Retardierte, die keine Symptome aus dem Bereiche des psychoorganischen Syndroms aufweisen und deren übrige Störungen sich nur insofern dem hirnlokalen Psychosyndrom zuteilen lassen, als zwischen diesen und denen der Retardation keine sichere Unterscheidung möglich ist. Es ist sicher, daß eine Retardation der psychischen Entwicklung auch psychogen verursacht sein kann. Eine normale Reifung setzt einerseits eine weitgehend normale Hirnfunktion voraus; sie kann aber nur dann erfolgen, wenn die Milieuvoraussetzungen dazu gegeben sind. So kann z. B. die Retardation der puberalen psychischen Entwicklung bei einer fehlenden oder ungenügenden Funktion der Geschlechtsdrüsen vorkommen. Sie ist dann von einem endokrinen Psychosyndrom begleitet bzw. ein Teil von diesem. Auf der anderen Seite bewirkt eine verspätete Entwicklung der sekundären Geschlechtsmerkmale eine Isolierung. Der Patient bleibt im Urteil der Gesellschaft kindlich, wird in die eigene Familie zurückgedrängt und kann nicht mehr am Leben der Gleichaltrigen teilnehmen. Die psychogenen Faktoren wirken in gleichem Sinne wie die endokrine Störung. Der Effekt des einen Faktors ist gegen den des anderen nicht abzugrenzen. Man findet die psychische Retardation aber auch bei einer körperlich normalen Pubertätsentwicklung und als Folge der Milieueinflüsse. Sehr häufig lassen sich Zustände psychischer Retardation beobachten, die primär offensichtlich durch eine organische Hirnstörung verursacht sind, deren Weiterbestehen aber Folge von Milieureaktionen ist. Kinder, die an einer Hirnstörung, z. B. einer Meningitis erkrankten, weisen auch nach Abheilung der Krankheit an sich eine Retardation der psychischen Entwicklung auf. Ihr Verhalten regt die Umwelt zur Schonung an und das Bewußtsein der Eltern und oft auch weiterer Erzieher, daß das Kind eine schwere Krankheit hinter sich hat, an der es hätte sterben können und vor allem die Angst, das verloren geglaubte Kind könnte schließlich doch noch sterben oder wenigstens erneut schwer erkranken, bewirken eine Herabsetzung der erzieherischen Forderungen und eine Verstärkung der Betreuung. Dauert diese Haltung der Umgebung lange Zeit an, so besteht die große Gefahr, daß das überbehütete und unterforderte Kind auch dann retardiert bleibt und sich zu langsam entwickelt, wenn es längst durch ihm entsprechende Forderungen den altersgemäßen Reifezustand hätte erreichen können.

Die Retardation der psychischen Entwicklung ist sehr oft familiär. Es ist aber meistens schwer zu sagen, ob dies Folge einer organisch bedingten Entwicklungsstörung ist oder aber ob das Zusammenleben eines Kindes mit infantilen Erwachsenen auf dem Wege der Psychogenese zur psychischen Retardation führt.

So zeigt gerade die psychische Retardation sehr eindrücklich, daß die Zweiteilung zwischen Körper und Psyche nicht natürlich ist, sondern einem willkürlichen Denkschema entspricht, das zwar die Einteilung der psychischen Störungen einerseits zu erleichtern oder überhaupt erst zu ermöglichen scheint, das aber anderseits der Wirklichkeit Gewalt antut und ebenso sehr Einblicke in die Wirklichkeit erschließt wie auch verschließt.

Die *Prognose* der psychischen Retardation ist beim einzelnen Patienten nur schwer zu stellen. Wesentliche Hinweise für den weiteren Verlauf gibt oft die Familienanamnese, vorausgesetzt daß sie die Entwicklung der Verwandten mit berücksichtigt. Nachreifungen sind häufig, noch häufiger eine gute soziale Anpassung bei Bestehenbleiben vieler infantiler Züge. Allerdings ist das Persistieren der Störung während des ganzen Lebens keine Seltenheit.

Ein besonderes Problem der psychischen Retardation bildet die *Beurteilung der Schulreife*. Die Schulreife ist dann erreicht, wenn das Kind fähig ist, dem Unterricht ohne Schaden für die psychische Entwicklung zu folgen. Im allgemeinen ist das schulreife Kind körperlich schon in die Streckungsphase eingetreten: es hat die weichen Körperformen des Kleinkindes verloren; Arme und Beine sind gewachsen, die Kniegelenke treten hervor. Meistens ist auch schon der erste Milchzahn ausgefallen. Oft, aber nicht immer gehen körperliche und psychische Reifung parallel. In grober Annäherung kann gesagt werden, daß ein Kind mit einer Zahnlücke, das fähig ist, mit der rechten Hand, den Arm über den Kopf geführt, das linke Ohrläppchen zu berühren, schulreif ist. Die Schulreife setzt eine mindestens gerade noch normale Intelligenz und die Fähigkeit, diese schulgerecht anzuwenden, voraus. Letztere liegt vor, wenn das Kind fähig ist, während einer Schulstunde sitzen zu bleiben, sich den Forderungen des Lehrers zu fügen, auch wenn es lieber einer andern Tätigkeit obliegen würde, sich in seinem Sozialverhalten der Klasse einzuordnen, einen gewissen Grad von Leistungsehrgeiz und eine positive Einstellung zur Arbeit zu entwickeln und schließlich sich für den Stoff der Schule zu interessieren. Verspielte Kinder, die noch weitgehend in der magischen Welt des Kleinkindes leben, sind nicht schulfähig, auch wenn sie intelligent sind. Schwierig zu beurteilen sind natürlich die Grenzfälle. Bei diesen spielen meistens Faktoren, die außerhalb des Kindes liegen, die entscheidende Rolle. Ausschlaggebend für die Beurteilung können dabei die Kenntnis der Größe der Klasse, der reglementarisch vorgeschriebene Lehrmethode und der Schulatmosphäre sein. Oft wird auch auf eine gewisse Schulreife geschlossen werden können, wenn sich das Kind im Kindergarten zunehmend langweilt. Die Beurteilung der Frage, ob die Eltern fähig und geneigt sind, ihr Kind genügend und richtig zu unterstützen, läßt ebenso gelegentlich den Entscheid für oder gegen den Schuleintritt fällen. Gegen den Schuleintritt spricht dabei die Annahme, daß die Eltern sich wenig oder nicht um die Schulleistungen ihres Kindes kümmern oder daß sie voraussichtlich durch stures Üben die Leistungen ihres Kindes zu verbessern suchen werden, was sich vielleicht anfangs günstig auswirkt, später aber zu einem zusätzlichen Versagen infolge Überforderung führt.

Behandlung der psychischen Symptome der organischen Hirnstörungen

Die Hauptbehandlung der psychischen Störungen infolge prozeßhafter Erkrankungen des Zentralnervensystems, seien diese nun primär oder sekundär, ist die Behandlung des körperlichen Grundleidens. Sie ist daher vor allem Sache des Pädiaters und des Neurologen. Immerhin kann eine symptomatische Behandlung der psychischen Störungen das Wohlbefinden des Patienten verbessern und die körperliche Behandlung erleichtern, unter Umständen sogar erst ermöglichen. Sind die Störungen nicht Folge eines Krankheitsablaufs sondern Effekt eines körperlich an sich stationären Zustandes, so müssen sie direkt behandelt werden. Es handelt sich dabei primär um eine symptomatische Therapie, die aber unter Umständen wesentliche Veränderungen in der Lebenshaltung und Einstellung des Patienten sowie der Umwelt bewirkt und so in dem Sinne auch kausal wirkt, als sie die Störungen ständig fördernde Faktoren unschädlich macht oder deren Wirkung abschwächt. Daher muß eine Behandlung psychischer Störungen bei einem definitiven Defekt des Zentralnervensystems keineswegs immer eine Dauertherapie sein. Nicht selten wirken relativ kurz dauernde Behandlungen von einigen Wochen oder Monaten endgültig oder wenigstens noch lange Zeit nach Abbruch der Therapie.

Naiverweise könnte man annehmen, daß gerade organisch bedingte psychische Störungen einer medikamentösen Behandlung besonders gut, einer Psychotherapie nicht zugänglich seien. Diese Annahme trifft nicht zu. Organisch verursachte Störungen bewirken sekundär eine Reihe von Schwierigkeiten psychogener Natur. Eine beruhigende und beratende Psychotherapie (im weitesten Sinn), eine Anpassung des Milieus (auch der Erziehungsmethoden) bewirken oft eine Entspannung, die ihrerseits wiederum die organisch bedingten Symptome in ihrer Stärke herabsetzen kann. Sehr oft sind die heilpädagogischen und psychotherapeutischen Maßnahmen die einzigen, die eine Besserung des Zustandes bewirken können. Aber auch medikamentöse Behandlungen führen bei organisch bedingten Störungen häufig zu außerordentlich schönen Erfolgen. Manchmal allerdings erweisen sie sich als wirkungslos, und paradoxe Reaktionen auf Psychopharmaka sind gerade bei organisch bedingten Symptomen sehr häufig. Es mag sich dies daraus erklären, daß ihre Wirkung sich sowohl auf normales Hirngewebe wie auch auf in ihrer Funktion beeinträchtigte Nervenzellen erstreckt, daß diese je nach ihrem Zustand verschieden reagieren, die zugrunde gegangenen Nervenzellen aber natürlich durch Medikamente nicht ersetzt werden können. So kommen Erregungen bei üblicherweise dämpfenden Mitteln, Verstärkungen einer Apathie durch an sich antriebssteigernde Mittel häufig vor. Es scheint auch, daß das hirngeschädigte Kind auf das verabreichte Mittel je nach der Dosis qualitativ verschieden reagiert. Es gilt daher bei Anwendung von Medikamenten sich mit viel Geduld zum Ziel vorzutasten, unter Umständen verschiedene Medikamente nacheinander zu versuchen, die richtige Dosierung zu finden, zu kombinieren und auf jeden Fall den Verlauf einer Behandlung zu verfolgen. Nicht selten muß dabei die Besserung eines Symptoms mit einer Verstärkung eines andern bezahlt werden, und es gilt abzuwägen, ob derartige Verschlechterungen in Kauf genommen werden können oder nicht. So ist z. B. eine medikamentöse Beruhigung und damit eine bessere soziale Anpassung nicht selten von einer Herabsetzung der intellektuellen Leistungsfähigkeit, eine Verbesserung von dieser aber mit einer Zunahme von Verhaltensstörungen begleitet. Ein störender Schüler, dessen Leistungen an sich noch genügen, kann so zu einem apathischen (und damit nicht mehr störenden) Schulversager werden und umgekehrt. Zu diesen Schwierigkeiten treten aber noch solche, die in den Reaktionen der Umgebung wurzeln: Bei ambulanter Behandlung werden die Medikamente oft unregelmäßig gegeben. Die Beobachtungen durch Laien sind oft unzuverlässig, und die Beurteilung der Wirkung erfolgt unter dem Einfluß eines momentanen Eindrucks, weil der Überblick über längere Zeit schwer zu erreichen ist. Daher zeigt es sich, daß Medikamente in kinderpsychiatrisch geleiteten Kliniken häufig gut wirken, in der Familie des Patienten oder in einem Erziehungsheim aber versagen.

Körperbefunde und Hirnschadensyndrome

Die körperliche Untersuchung ergibt oft das Vorliegen einer Hirnkrankheit oder einer anderen Krankheit, die die Hirnfunktion beeinträchtigt und die die psychiatrischen Symptome leicht auf diese zurückführen lassen. Meistens steht dabei aber die körperliche Krankheit im Vordergrund, so daß der Patient von Anfang an dem Kinderarzt und nicht dem Kinderpsychiater zugeführt wird. Angeborene Hirnstörungen oder Defektzustände nach durchgemachten Krankheiten und Unfällen bewirken oft keine körperlichen Symptome, die bei der üblichen körperlichen Untersuchung in der Sprechstunde des Arztes auffallen. Hingegen finden sich oft eine Reihe von Besonderheiten, die für körperliche Funktionen zwar keine Bedeutung haben, aber doch auf das Bestehen eines Defekts des Zentralnervensystems hinweisen. Zu diesen gehören die Zeichen leichter spastischer Störungen der Muskulatur („minimal palsy"), viele der sogenannten Degenerationszeichen (meistens leichte Hemmungsmißbildungen), wie z. B. schlecht modellierte oder tief angesetzte Ohrmuscheln, fehlende Mimik, Epikanthus, Dyskranie, Faltenzunge, hoher Gaumen, akzessorische Brustwarzen, spina bifida occulta, akzessorische Finger oder Zehen, Störungen der Handlinien, deren bekannteste die Vier-Fingerfurche ist. Mehr als Hinweise sind diese Besonderheiten allerdings nicht, und nicht bei jedem Kind mit einem oder sogar einigen Degenerationszeichen liegt ein Hirnschaden-Syndrom vor.

Häufig finden sich bei eingehenderen körperlichen Untersuchungen bei Kindern mit organisch bedingten psychischen Störungen krankhafte Befunde, so vor allem im Pneumo-Enzephalogramm (PEG) und im Elektro-Enzephalogramm (EEG). Infolge der Harmlosigkeit des EEG und der Schmerzhaftigkeit des PEG wird man in der Indikationsstellung zur Aufnahme eines PEG zurückhaltender sein als zu einer eines EEG. Auch wenn eindeutig organisch bedingte psychiatrische Symptome bestehen, kann der EEG-Befund normal sein. Sehr oft lassen sich nach mehrfacher Wiederholung krankhafte Befunde fassen, besonders oft dann, wenn die Untersuchung während einer Zeit der Verstärkung der psychiatrischen Symptomatik erfolgt. So konnte beispielsweise bei einem Pubertierenden mit schweren organisch bedingten dysphorischen Verstimmungen und Störungen des Antriebes einmal ein schwer pathologischer Herdbefund im EEG gefunden werden, der das Vorliegen eines Hirntumors vermuten ließ. Schon zwei Tage später war das EEG vollkommen normal und auch spätere Aufnahmen wiesen keine krankhaften Befunde mehr auf. Die neurologische Untersuchung, das PEG und die Darstellung der Hirngefäße ließen keine krankhaften Befunde erfassen. Die Familienanamnese ergab eine Häufung von Verwandten mit hirnlokalem Psychosyndrom.

Einige spezielle neurologische Erkrankungen und die sie begleitenden psychischen Störungen

Aus den bisherigen Ausführungen geht hervor, daß bestimmten körperlichen Krankheiten oder besonderen Lokalisationen im Prinzip keine spezifischen psychischen Störungen zuzuordnen sind. Immerhin weisen einige körperliche Krankheiten oder Defektzustände des Zentralnervensystems für diese typische Bilder und Verläufe auf, so daß trotzdem kurz darauf eingegangen werden soll, wenn auch gesagt werden muß, daß die typischen Bilder seltener sind als häufig angenommen wird. Dabei wird entsprechend dem zu behandelnden Thema auf die körperliche Symptomatik allerdings nur sehr kurz eingegangen.

Beim Zustandekommen der Häufung mehr oder weniger typischer Bilder ist das Milieu oft sehr viel mehr beteiligt als man annehmen könnte. Körperliche Symptome können die Reaktionen der Umgebung sehr stark beeinflussen; der Aufforderungscharakter des Patienten ist weitgehend von seinem Aussehen abhängig. Während ein hirngeschädigtes Kind, das körperlich ganz unauffällig scheint, nach den üblichen Erziehungsmethoden behandelt wird, auch wenn sein psychischer Zustand besondere Methoden verlangen würde, wird ein körperlich auffälliges Kind je nachdem geschont und behütet oder aber umgekehrt ausgestoßen und abgelehnt. Gewisse körperliche Besonderheiten können die Erzieher im Sinne eines Auslöser-Mechanismus geradezu zu mütterlichem Wohlwollen zwingen (z. B. Kleinwuchs, gonadale Dysgenesie oder Mongolismus), andere erregen Anstoß, weil sie das ästhetische Gefühl verletzen. Ein ausgesprochener Großwuchs provoziert umgekehrt eine erzieherische Überforderung. Dramatische Episoden, z. B. Anfälle wiederum erregen oft in der Umgebung Angst und mit schlechtem Gewissen geplagte Ablehnung auch in der anfallsfreien Zeit.

Posttraumatische Enzephalose. Ein Hirntrauma ist in der Regel anfangs von Störungen des Syndroms der Bewußtseinstrübung begleitet, die mehr oder weniger rasch abklingen. Die Dauer der Bewußtlosigkeit bzw. der Bewußtseinstrübung gibt im großen ganzen Hinweise für die Prognose der an diese sich anschließenden psychischen

Störungen aus den Formenkreisen des organischen und hirnlokalen Psychosyndroms. Oft findet sich eine Mischung von Symptomen beider Syndrome. In der Regel klingen die psychischen Störungen zuerst rasch und später langsam ab. Auch wenn Art und Stärke der Traumatisierung bekannt sind, ist es nicht möglich, von Anfang eine Prognose zu stellen. Heilungsvorgänge können sich gerade beim Kinde über Jahre erstrecken, und eine endgültige Beurteilung einer noch nicht abgeklungenen Störung ist vor Erreichung der Adoleszenz nicht möglich. Es kommt häufig vor, daß anfänglich schwere Störungen schließlich ganz abheilen oder nur noch praktisch bedeutungslose Residuen hinterlassen. Andererseits muß noch nach Jahren mit dem Auftreten einer traumatischen Epilepsie gerechnet werden. – Für die Behandlung der psychischen Störungen der traumatischen Enzephalose gilt das früher Gesagte. Praktisch ist die Gefahr einer zu frühen psychischen Belastung durch zu frühen Schulbesuch und das Bestreben, die verpaßte Zeit aufzuholen, besonders groß. Es ist von großer Wichtigkeit, das Milieu den vorerst beschränkten Möglichkeiten anzupassen und auf die gesteigerte Ermüdbarkeit und Überempfindlichkeit auf äußere Reize Rücksicht zu nehmen. Die organische Demenz und die psychische Retardation können die Schulleistungsfähigkeit so stark herabsetzen, daß die Kinder nicht mehr schulfähig sind und wie Oligophrene gefördert werden müssen.

Epilepsien. Unter Epilepsien werden Krankheiten und Störungen verstanden, die zu typischen epileptischen Anfällen und oft auch Absenzen führen. Der *typische epileptische Anfall* beginnt mit einer Aura: der Patient erleidet ein kurzes halluzinatorisches Erlebnis (z. B. einen Geruchs- oder Geschmackseindruck; er sieht einen Lichtblitz oder dergl.). Darauf erfolgt ein Bewußtseinsverlust, der typischerweise von einem generalisierten anfangs tonischen Krampf begleitet ist, wobei der Patient hinstürzt und oft einen Schrei ausstößt, der durch die im Krampf ausgepreßte Luft, die die verschlossene Stimmritze passiert, verursacht wird. Die tonische Phase wird durch eine klonische abgelöst, in der der Patient zuckend um sich schlägt. Die zuckende Zunge schlägt dabei oft den Speichel zu Schaum, der blutig ist, wenn die Zunge infolge des Krampfes der Kaumuskulatur verletzt worden war. Oft erfolgen auch Entleerungen aus Blase und Darm. Da die Atmung während des Krampfes aussetzt, tritt eine Asphyxie auf: Der Patient wird zuerst blau, dann blaß. Der ganze Anfall dauert kaum mehr als drei Minuten. Nach letzten schwächer werdenden Zuckungen erfolgt dann eine Erschlaffung. Die Atmung kommt wieder in Gang. Der Patient kommt zu sich, ist meistens müde und erschöpft, manchmal rasch vollkommen bewußt, oft aber noch einige Zeit dämmerig. Meistens schließt sich an das Aufwachen ein Erholungsschlaf an. Nicht alle Anfälle zeigen diesen typischen Verlauf, so daß jeder Bewußtseinsverlust ohne erkennbare Ursache bis zur erfolgten Abklärung als epilepsieverdächtig betrachtet werden muß. — Die *Absenz* besteht in einer kurzen, sekundenlang dauernden Bewußtseinstrübung, die oft begleitet ist von stereotypen Handlungen, klinischen oder tonischen Muskelbewegungen (Verdrehen der Augen, einzelner Muskelgruppen usw.). Der Patient ist während der Absenz meistens nicht ansprechbar. Gelegentlich ist das Bewußtsein z. T. noch erhalten. — Epileptische Anfälle und Absenzen werden sehr oft nicht als solche erkannt. Typisch sind Veränderungen des EEG, die aber auch im freien Intervall beim Epileptiker oft nicht zu finden sind. Treten zwar weder faßbare Absenzen noch Anfälle auf, sind aber die EEG-Befunde für eine Epilepsie typisch, so liegt eine *bioelektrische Epilepsie* vor (auch als larvierte Epilepsie bezeichnet). Ein normales EEG oder ein solches mit unspezifischen Veränderungen schließt aber eine Epilepsie nicht aus.

Ein weiteres typisches Symptom der Epilepsie ist der Dämmerzustand, der je nachdem nur Sekunden bis zu vielen Monaten dauern kann und psychiatrisch als Störung dem Syndrom der Bewußtseinsstörung zuzuordnen ist. Es handelt sich also um eine organische Psychose.

Es wird damit gerechnet, daß einige Prozent der Bevölkerung mindestens einmal im Leben einen epileptischen Anfall erlitten. Anfälle kommen so gut wie bei jeder Hirnstörung vor. Epilepsien im eigentlichen Sinne, d. h. lange dauernde Krankheiten mit Anfällen und/oder Absenzen finden sich bei ungefähr $^1/_2$ Prozent der Bevölkerung. Sie treten lange nicht alle schon im Kindesalter auf. Dafür sind die Kinder an sich anfallsbereiter als Erwachsene. So kann unter Umständen hohes Fieber beim Säugling oder Kleinkind einen epileptischen Anfall auslösen, ohne daß sich später eine Epilepsie entwickeln muß. Wiederholte Fieberkrämpfe sind aber trotzdem eine Indikation zu einer EEG-Untersuchung.

Die Ursachen der Epilepsie sind komplex. Lassen sich bestimmte neurologische Befunde erheben oder verursachende Krankheiten feststellen, so liegt eine symptomatische Epilepsie vor. Fehlen solche, so handelt es sich um eine genuine Epilepsie, deren Ursache oder Ursachen heute noch nicht bekannt sind. Die psychiatrischen Symptome, die außerhalb Anfall und Absenz gefunden werden, sind für beide Gruppen die gleichen.

Neben der Störung des Bewußtseins im Anfall, in der Absenz und im Dämmerzustand finden sich bei der Epilepsie oft außerhalb dieser Vorgänge psychische Symptome, am häufigsten eine Mischung von Symptomen des hirnlokalen Psychosyndroms und des organischen Psychosyndroms. Die „typische epileptische Wesensveränderung" (Verlangsamung, Haften am Thema, Schwerbesinnlichkeit, Klebrigkeit) ist beim Kinde noch weniger als beim Erwachsenen eine Erscheinung, die nur bei der Epilepsie vorkommt und bei dieser immer zu treffen ist. Gerade beim epileptischen Kinde führen wir keineswegs immer eine Verlangsamung und ein visköses Verhalten, sondern sehr oft eine allgemeine Antriebssteigerung bis zum Erethismus, einen Mangel an Konzentration und eine gesteigerte Ablenkbarkeit. Jede psychische Störung aus dem Kreis der organisch verursachten Psychosyndrome und manchmal schon eine allgemeine Retardation der psychischen Entwicklung sind verdächtig auf das Vorliegen einer Epilepsie, auch dann, wenn Anfälle und Absenzen nicht erwähnt werden, solange andere Ursachen nicht sicher erfaßt werden können. EEG-Aufnahmen sind daher bei Kindern mit psychischen Symptomen, die auf eine organische Störung zurückgeführt werden müssen, sehr oft indiziert. Die Diagnose der Epilepsie ist wichtig, weil eine antiepileptische Behandlung das Auftreten von Anfällen und Absenzen verhindern oder wenigstens günstig beeinflussen kann. Diese aber gefährden das Kind oft schwer, nicht bloß weil ihm dabei etwas zustoßen kann, sondern weil jeder Anfall infolge der dabei auftretenden Asphyxie, manchmal auch infolge einer Traumatisierung durch den Sturz, erneut eine Hirnstörung verursacht, die das Auftreten weiterer Anfälle begünstigen und die psychische Symptomatik verstärken kann. Hingegen ist die Wirkung einer antiepileptischen Behandlung auf die psychischen Störungen außerhalb des Anfallsgeschehens meistens gering, außer es würde sich um die Folgen ununterbrochener, klinisch als solche nicht erkennbarer Absenzen handeln. Die psychischen Störungen außerhalb des Anfallsgeschehens können hingegen oft mit gutem Erfolg symptomatisch behandelt werden, in der gleichen Art wie die Symptome anderer organischer Hirnstörungen. Im Gegensatz zu früher, wo die Behandlung des Anfallsgeschehens das Hauptproblem schien, tritt heute die Notwendigkeit der Behandlung der übrigen psychischen Symptome gerade dann in den Vordergrund, wenn es gelungen ist, Anfälle und Absenzen zu unterbinden.

Die Betreuung und Beratung der nächsten Umgebung des epileptischen Kindes ist naturgemäß äußerst wichtig. Sie wird durch die Tatsache erschwert, daß dem Laien die Epilepsie keine „gewöhnliche" Krankheit ist, sondern ein unheimliches, nefastes Geschehen, auf das mit Abwehr und Angst reagiert wird. Die Krankheit hieß früher nicht umsonst morbus sacer und auch heute noch werden mit ihr abergläubische Vorstellungen verbunden. Die Epilepsie ist in unseren Tagen noch ein Makel. Der Epileptiker wird oft nicht weniger gefürchtet als seine Krankheit. Um so wichtiger ist die Aufklärung der Umgebung über die Natur der Krankheit und die Möglichkeit einer erfolgreichen Behandlung, unter Umständen einer Heilung. Bei der Erziehungsberatung ist besonders darauf Rücksicht zu nehmen, daß der Patient nicht überbehütet und damit von den andern Kindern isoliert und in vielen Bereichen unnötig eingeengt wird. Die meisten epileptischen Kinder können weitgehend so leben wie die gesunden, wenn die antiepileptische Behandlung einmal eingestellt ist. Verbote, Sport zu treiben, z. B. zu schwimmen oder Ski zu fahren, sind meistens ebenso unnötig wie die salzlose Kost, die noch sinnvoll war, als die Epilepsie mit Brom behandelt wurde. Hingegen sind überstarke Reize, z. B. starke Besonnung, zu vermeiden. Das für alle Kinder wünschbare ruhige Milieu, genügend Schlaf usw. ist für Epileptiker wichtiger als für gesunde Kinder. Selbstverständlich gehört auch zur Beratung der Hinweis auf die Notwendigkeit einer langen und regelmäßigen Behandlung und auf die Gefahr einer ununterbrochenen Reihe von Anfällen (status epilepticus), die durch plötzlichen Abbruch der Behandlung zum Tode oder zur Demenz führen können. Besonders häufig werden antiepileptische Behandlungen von den Eltern unterbrochen, wenn ein Kind wegen einer interkurrenten Erkrankung noch andere Medikamente zu sich nehmen muß.

Psychische Störungen bei Kindern mit spastischen Lähmungen. Die spastischen Lähmungen (zentrale Kinderlähmung, Cerebral palsy = c. p.) sind durch eine Störung des Zentralnervensystems bedingt und beim Kinde meistens angeboren. Sie werden meistens bald erkannt und stehen eindrucksmäßig für die Eltern im Vordergrund. Psychische Störungen bei Kindern mit spastischen Lähmungen werden oft erst viel später bemerkt; oft, aber lange nicht immer, liegt gleichzeitig ein Schwachsinn vor, der von der Debilität bis zur Idiotie reichen kann. Ungefähr bei einem Drittel der Patienten ist die Intelligenz normal. Neben der Intelligenz-Störung lassen sich aber oft noch Symptome aus dem Kreis des organischen Psychosyndroms beobachten. Störungen, die dem hirnlokalen Psychosyndrom angehören, sind auffallend viel seltener. Am ehesten ist der Antrieb gestört. Verstimmungen sind selten. Es erklärt sich dies wohl weniger aus der Art der Hirnstörung, sondern viel eher aus der Tatsache, daß diese Kinder in hohem Maße an das Mitleid und die Hilfsbereitschaft appellieren und schon infolge ihrer motorischen Behinderung Überforderungen viel weniger ausgesetzt sind als körperlich voll handlungsfähige Kinder mit Hirnschäden. Ihre Fähigkeit auf psychischem und vor allem intellektuellem Gebiete werden unterschätzt, da die körperliche Behinderung eindrücklich ist. Je geringer aber die motorischen Störungen sind, desto mehr treten psychische Störungen in den Vordergrund und desto weniger nimmt die Umgebung auf die psychischen Besonderheiten der Patienten Rücksicht, so daß bei ihnen eher Verhaltensstörungen infolge Überforderung provoziert werden als bei motorisch schwerer geschädigten Kindern. Minimale motorische Störungen sind zwar bei der ärztlichen Untersuchung leicht nachweisbar und erklären dann auch die Ätiologie der psychischen Störungen. Auf die nichtärztliche Umgebung hingegen wirken sie nicht als zerebrale Lähmung, sondern nur noch als motorisches Ungeschick, womit sie zum ästhetischen Ärgernis werden, das nach erzieherisch-zurechtweisender (aber natürlich wirkungsloser) Beeinflussung ruft.

Psychogene Störungen

Die Einteilung der psychogenen Störungen ist schon darum problematisch, weil auch hier viele Bezeichnungen von verschiedenen Schulen verschieden benützt und umgekehrt gleiche Störungen mit verschiedenen Namen bezeichnet werden. So hat beispielsweise der Begriff der Neurose im Laufe der Zeit sehr verschiedene Störungen bezeichnet und keineswegs bloß psychogene. Er wird auch heute, z. T. aus historischen Gründen, sehr verschieden gebraucht. Dementsprechend finden sich sehr viele verschiedene Abgrenzungen zwischen den einzelnen Gruppen psychogener Störungen, und auch hier ist im konkreten Fall eine verschiedene Zuteilung einer Störung zu dieser oder jener Gruppe oft möglich. Schließlich ist festzuhalten, daß psychogene Störungen auch bei Kindern mit organischen Hirnschäden oft vorkommen und diese unter Umständen in ihrer Symptomatik wesentlich beeinflussen. Bei organisch gesunden Kindern wirken ohne Zweifel konstitutionelle Faktoren bei der Entstehung und Formung einer psychogenen Störung mit. So kann das gleiche Geschehen das eine Kind krank machen, ein anderes nicht. Wie bei den Folgen organischer Hirnstörungen gilt auch hier die Tatsache, daß ein Kind auf eine Milieustörung je nach seinem seelischen Entwicklungszustand verschieden reagiert. So wird z. B. ein Pubertierender Milieustörungen anders erleben und anders beantworten als ein Kleinkind. Das Alter des Kindes, in dem die äußere Störung auftritt, ist daher oft für die Symptomatik entscheidend. Ein Kleinkind ist an sich empfindlicher. Es ist dem Milieu wesentlich mehr ausgeliefert und von seinen Eltern und Erziehern wesentlich abhängiger als ein Jugendlicher, der auf dem Wege ist, sich vom persönlichen Leitbild seiner Eltern zu lösen und ideale Leitbilder oder wenigstens Vorbilder außerhalb der Familie zu suchen. Jenes wird unter Umständen auf einen Milieuschaden mit stumpfer Apathie und Weinerlichkeit reagieren, während dieser vielleicht bloß früher selbständig wird, ohne zu verwahrlosen.

Man kann die psychogenen Störungen wie folgt einteilen:

a) einfache psychische Reaktionen

b) neurotische Reaktionen und Neurosen

c) Psychosomatische Erkrankungen

Einfache psychische Reaktionen

Einfache psychische Reaktionen sind im Grunde genommen den krankmachenden Umständen angemessen und verständlich in ihrer Entstehung. Sie sind primär normale Reaktionen eines normalen Kindes auf die gestörte Umwelt und nicht Ausdruck eines inneren Konfliktes. Ihre Ursache ist dem Kind sehr oft bewußt. Sie sind dann krankhaft, wenn sie unangemessen stark sind oder unverhältnismäßig lange andauern.

Allen schweren einfach-reaktiven chronischen Störungen ist gemeinsam, daß sie eine psychogene Retardation der seelischen Entwicklung verursachen. Darüber hinaus werden oft Symptome einfach reaktiver Störungen zu Gewohnheiten. Die Störungen werden daher nicht immer durch eine Sanierung des Milieus, in dem das Kind lebt, oder durch eine Wegnahme aus dem Milieu einfach ausgelöscht. Schwere Störungen können als Gewohnheitshaltung mehr oder weniger stark, unter Umständen ein Leben lang, bestehen bleiben. Wie bei allen psychogenen Störungen spielen auch hier konstitutionelle Grundlagen im Sinne eines Entgegenkommens eine mehr oder weniger große Rolle. Sie können sich unter Umständen unter dem Druck der Reaktion der Umwelt auf diese Haltung mit der Zeit verstärken. So kann z. B. ein depressives Verhalten eines Kindes dazu führen, daß es von der Umwelt abgelehnt wird, worauf die Isolierung die depressive Einstellung für das Betroffene weiter unterhält. Damit entstehen krankhafte psychische Entwicklungen. Diese können sich durch verschiedene Hauptsymptome auszeichnen, so durch eine depressive Haltung, durch Passivität infolge Resignation, durch antisoziales Benehmen, durch Trotz, demonstratives (hysterisches) Benehmen, Aggressionsbereitschaft usw. Sie bewirken alle eine Herabsetzung der Fähigkeit, sich auf die momentane Umwelt adäquat einzustellen und werden mit der Zeit zum Lebensstil, der nicht oder nur schwer aufgegeben werden kann, weil die von ihm provozierten Situationen immer wieder nach Art eines bedingten Reflexes in der gleichen krankhaften Art beantwortet werden, oder den der Patient nicht bereit ist aufzugeben, sei es aus Angst, aus Trotz oder aus Resignation.

Es ist leicht verständlich, daß derartige krankhafte Dauereinstellungen die mitmenschlichen Beziehungen, die psychische Entwicklung und die Förderung in Schule und Beruf schwer beeinträchtigen. Ihre Behandlung ist daher äußerst wichtig. Sie verlangt infolge der Tatsache, daß es sich um eine chronische Entwicklung handelt, eine entsprechend lange und intensive Betreuung, die auf sehr verschiedene Art und Weise durchgeführt werden kann, bei der es aber stets darauf ankommt, zuerst einmal eine tragende positive Beziehung zum Patienten zu erringen, was anfangs oft nur gegen dessen Widerstand geschehen kann. Erst dann wird es möglich sein, den Patienten zur normalen Einstellung zurückzugeleiten, manchmal eher pädagogisch führend, ein andermal eher psychotherapeutisch, kommentierend und beratend. Unter Umständen kann die versteifte Haltung des Patienten dabei medikamentös aufgelockert werden. In andern Fällen kann der Kontakt eher über eine autoritäre-starke aber liebevolle Haltung des Betreuers hergestellt werden. Manchmal ist ein affektiv unbeteiligter, nicht beratender Kommentar das beste Mittel, da er einen negativen Affekt des Patienten am ehesten vermeidet. So steht die Art der Behandlung oft auf der Grenze zwischen Psychotherapie im weiteren Sinne des Wortes und Heilpädagogik. Gleicherweise gefährlich sind für die Behandlung eine nur verstehende, bemitleidende Einstellung, die die krankhafte Einstellung des Patienten für diesen lohnend macht, oder eine nur autoritative, zurechtweisende Führung, die der Patient als verständnislose aggressive Maßregelung erlebt. Beides drängt ihn nur noch tiefer in seine Entwicklung hinein, auch wenn er sich vielleicht äußerlich unter dem unmittelbaren Druck der „Behandlung" der Norm anzupassen scheint, um sich weitere Quälerei zu ersparen, sein krankhaftes Benehmen aber wieder aufnimmt, sobald der Druck verschwunden ist, der bloß die Fassade korrigierte.

Die üblichen Erziehungsmethoden für Durchschnittskinder versagen oft und führen zu erneuten Störungen, denen heilpädagogisch unerfahrene Erzieher ohne besondere Begabung und besonderes Einfühlungsvermögen nicht gewachsen sind. Es ist deshalb problematisch, Kinder, die an schweren reaktiven Störungen leiden, einfach einer Familie zu übergeben, ohne dieser mit Erziehungsberatung beizustehen. Es ist ebenso falsch, derartige Kinder Heimen anzuvertrauen, deren Erzieher nicht heilpädagogisch geschult sind oder die keine Zeit oder vielleicht auch keine Lust haben, sich ihrer persönlich anzunehmen.

Die einfach-reaktiven Störungen werden meistens anhand ihrer Ursache bezeichnet. Allerdings wirken oft verschiedene Ursachen zusammen, und es ist im speziellen Fall oft Ermessensfrage, ob man die eine oder andere Ursache in der Diagnose hervorheben will. Wenn auch die Diagnose ohne Kenntnis des Milieus nicht immer mit Sicherheit gestellt werden kann, so kann doch gesagt werden, daß den verschiedenen Arten der Ursache einigermaßen typische Bilder entsprechen.

Verwahrlosung

Die Verwahrlosung ist die wohl häufigste Form der einfachen psychischen Reaktion. Die klassische Form, die auch mit einer äußeren Verwahrlosung der Kleider und der Körperpflege einhergeht, ist in den letzten Jahren oder Jahrzehnten seltener geworden, nicht aber die seelische (oder innere) Verwahrlosung. Wie schon das Wort Verwahrlosung sagt, ist das verwahrloste Kind nicht geborgen und meisterlos. Es fehlen ihm Liebe und Zucht. Nur die vom Kinde anerkannte schützende Autorität kann Geborgenheit verschaffen. Sie gibt ihm das Vorbild, mit dem es sich identifiziert, und damit das Muster für die Art, sich zu benehmen, Verpflichtungen und soziale Rangordnungen zu berücksichtigen. Das verwahrloste Kind muß sich selbst helfen und wird daher verselbständigt. Es kann sich nicht mit Sicherheit auf andere verlassen und ist daher selber nicht verläßlich. Es kennt und anerkennt die Grenzen der Freiheit nicht. Ihm sind die Freiheiten nur von den äußeren Möglichkeiten, nicht aber von einer sittlichen Norm begrenzt. Es hat infolge Mangels der geliebten Autoritätsperson nicht die Möglichkeit, sich zu binden und ist daher bindungslos. Im extremen Fall streunt es umher, nach Art eines sozial lebenden Tieres entweder äußerer Gewalt gehorchend oder solche ausübend. Es schließt sich dabei oft mit anderen Verwahrlosten zu Banden zusammen, deren Zusammenhalt auf den Gesetzen der primitiven Massenpsyche beruht. So findet es seine Autorität in einem Banden-Führer, der gezeigt hat, daß er der stärkste der Bande ist. Es ist bereit, ihn fallen zu lassen, sobald ein Stärkerer auftaucht, hält aber dem momentanen Führer insofern Treue, als es sich ihm unterstellt und ihn akzeptiert, was sich z. B. darin ausdrückt, daß es ihm gehorcht und ihm Tribut leistet. Wenn so innerhalb der Bande eine gewisse — wenn auch primitive — Ordnung herrscht, so verhält sich die Bande von Verwahrlosten nach außen hin asozial und oft sehr antisozial.

Schwere Verwahrlosung kommt allerdings in normalen Zeiten sehr viel seltener vor als die leichte, bei der die geschilderten Symptome an sich zwar auch vorhanden sind, doch in milderer Form. Häufig besteht dabei noch ein gewisser Einfluß der Eltern auf das Kind, doch ist er gering, vor allem, weil die Eltern aus irgendwelchen Gründen nicht willens oder nicht fähig sind, sich den Kindern so zu widmen, daß sich diese gleichzeitig geborgen fühlen und führen lassen. Während früher wohl vor allem das schicksalhafte Fehlen der Eltern oder ihre aus äußeren Gründen bedingte Abwesenheit die Verwahrlosung verursachte, führen heute immer mehr andere Gründe zur Vernachlässigung. Die Eltern sind häufiger aus freiem Willen abwesend, weil sie von ihren Interessen von der Familie weggeführt werden. Die Mutter arbeitet, um den Wohlstand der Familie zu erhöhen oder weil ihr das Leben in der Familie zu wenig Anregung und Befriedigung gibt. Die Interessen der Eltern beeinträchtigen den Kontakt zum Kind, weil sie mit diesem nicht geteilt werden. Diese Verwahrlosung ist Effekt einer sozialen Veränderung des heutigen Lebens und Folge der Ansicht, daß das einzelne Individuum, auch wenn es Vater oder Mutter ist, glaubt, sich selbst auch etwas schuldig zu sein und sich dabei nichts schuldig bleiben will, ohne die Rechte des Kindes auf Betreuung und Kontakt zu berücksichtigen, Diese Art der Verwahrlosung liegt in der heutigen Entwicklung begründet und stellt einen Teil des Preises dar, der für die Individualität des Einzelnen, für die Emanzipation der Frau und für den äußeren Wohlstand bezahlt werden muß. Es wird sich zeigen, ob die weitere Entwicklung zu einer Rückkehr zur engeren Familiengemeinschaft oder aber zu neuen Lebensgemeinschaften führen wird, in denen das Kind auf eine andere Art Geborgenheit und Bindung an Personen oder Normen erfährt.

Es gibt aber auch Verwahrlosungsformen, die in ihren Ursachen von diesen beiden Schemata abweichen. So kann z. B. sehr wohl ein enger Zusammenhang zu den Eltern bestehen, die aber selbst nach Art der Verwahrlosung in einem gestörten Kontakt zur weiteren Umgebung stehen. Nicht selten werden einzelne Effekte der Technik und der Zivilisation, so z. B. das Fernsehen, schlechte Literatur, Kinobesuche, manchmal auch sogenannte „schlechte Gesellschaft" für eine Verwahrlosung verantwortlich gemacht. Derartige Ansichten vereinfachen und verkennen die Realitäten. Die normale Erziehung, die einen guten Kontakt zu den Eltern voraussetzt, schützt die Kinder weitgehend davor, durch solche Einflüsse Schaden zu nehmen. Die Kinder, die ihnen besonders und dann allerdings in schädlicher Weise ausgeliefert sind, sind so gut wie immer schon vorher verwahrlost. Sie haben diesen Einflüssen nichts oder wenig entgegen zu setzen und können sie nicht verarbeiten. Sie werden gleichsam durch diese Erlebnisse mehr „erzogen" als durch die fehlenden oder versagenden Erzieher. Sie erhalten von ihnen ihre Normen und ihre Vorbilder, die allerdings in der Regel weder normal noch vorbildlich sind.

Die Behandlung der Verwahrlosung besteht darin, dem Patienten das zu geben, was ihm fehlt: liebevolle Zuwendung und Autorität. Liebevolle Zuwendung allein wird nur ausgenützt, ohne sich heilend auszuwirken. Autorität ohne Liebe führt zur Unterwerfung, die aber nur solange ein geordnetes Verhalten des Kindes bewirkt, als die Macht der Autorität unmittelbar vorhanden ist, was z. B. schon im Bandenleben der Fall ist. Auf jeden Fall ist jeder Faktor für sich allein nicht imstande, die unserer Kultur entsprechende sittliche Reifung und Entwicklung herbeizuführen, die allein soziale Bewährung ermöglicht und äußere Freiheit ertragen läßt. Daß Liebe und Autorität nur wirken, wenn sie ausgeübt und nicht bloß in irgend einer Form doziert oder gepredigt werden, ist selbstverständlich. Ebenso selbstverständlich ist es, daß die Autorität in Einrichtungen wie Heimen, Anstalten oder gar Jugendgefängnissen sehr viel leichter auszuüben ist als die Liebe. Jene kann durch geeignete Maßnahmen mit wenig Personal organisiert werden. Ein persönlicher Kontakt ist nicht nötig, um äußerlich Ordnung herzustellen. Diese Autorität beruht auf bloßer Macht. Für die Betreuung Verwahrloster (und die Erziehung von Kindern überhaupt) ist es aber notwendig, daß die Autorität auf der Persönlichkeit des Erziehers beruht und vom Verwahrlosten als solche anerkannt wird. Es fällt oft nicht leicht, den Verwahrlosten, der Autorität bisher nur als äußerliche Macht gekannt hat, zu dieser Anerkennung zu bringen. Auf Grund seines primitiven Sozialverhaltens ist er gewohnt, eine Autoritätsperson nur dann anzuerkennen, wenn sie den Kampf um den sozialen Rang besteht, was unter Umständen durch eine körperliche Auseinandersetzung erfolgen muß. Das Erlebnis, geliebt und geborgen zu sein, kann allerdings nur mit sehr viel größerem Aufwand dem Verwahrlosten gegeben werden. Es handelt sich dabei um etwas, das dem Verwahrlosten nur zugänglich gemacht werden kann, wenn der Erzieher ihn achtet und versteht oder wenigstens zu verstehen sucht. Nur so kann ein Kind gebunden werden. Ohne eine Bindung an den Erzieher ist aber eine Erziehung im engeren Sinne, die zu für das Kind verbindlichen Verhaltensweisen führt, nicht zu erreichen, sondern im besten Fall ein andressiertes Verhalten.

Es ergibt sich daraus die Problematik von Erziehungs- und Korrektionshäusern oder gar Jugendgefängnissen für Verwahrloste. Echte Besserung von der Verwahrlosung ist in solchen Heimen nur zu erwarten, wenn diese über eine große Zahl ausgebildeter Erzieher und Erzieherinnen verfügen, die überdies die Zeit haben, sich dem einzelnen zu widmen.

Verwöhnung

Verwandt der Verwahrlosung und nicht weniger gefährlich ist die Verwöhnung, die meistens mit der Verwahrlosung zusammen auftritt. Das verwöhnte Kind ist gewöhnt, zu erhalten, ohne zu geben. Es ist ihm selbstverständlich, wenn seine Umgebung verzichtet, damit es nicht verzichten muß. Es will nichts leisten, fühlt sich andern gegenüber nicht verpflichtet und erwartet umgekehrt von diesen jede Rücksicht. Sehr oft ist die Verwöhnung aber nur eine teilweise. Sie betrifft dann vor allem das Materielle. Unter dem Vorwand, es nichts entbehren zu lassen, werden dem Kind soweit als möglich alle materiellen Wünsche erfüllt. Dabei steht dieser Verwöhnung ein Mangel an Liebe gegenüber. Dahinter steht oft eine Liebesunfähigkeit der Eltern, die ihre Schuldgefühle durch materielle Zuwendungen zu beschwichtigen versuchen.

Es ist begreiflich, daß ein verwöhntes Kind schon bei geringer Frustration durch die weitere Umgebung versagt. Damit ist sein Sozialverhalten, nicht zuletzt im Umgang mit andern Kindern, gestört. Es versagt in der Schule auf die normalen altersgemäßen Forderungen. Es entwickelt keinen Leistungsehrgeiz. Es steht darüber hinaus in Gefahr, ihm Vorbehaltenes von sich aus ohne Gegenleistung zu verschaffen, da es äußeren Versuchungen nicht zu widerstehen gelernt hat. Unter der Belastung der weiteren Umgebung, von der es nicht mehr verwöhnt wird, reagiert es je nachdem durch unerlaubte und oft kriminelle Selbsthilfe oder aber es zieht sich von der frustrierenden, subjektiv als böse empfundenen Umwelt zurück und versagt so im normalen Leben ungeachtet an sich normaler Anlagen.

Übermäßige Behütung

Der Verwöhnung nahe stehen Störungen, die die Folge einer übermäßigen Behütung (overprotection) durch die Umgebung sind. Die Überbehütung erfolgt beinahe immer durch die Mutter und ist oft durch die Angst, das Kind zu verlieren, verursacht. Diese Angst kann einerseits einer unbewußten Ablehnung des Kindes entspringen (wobei dann oft eine unbewußte sadistische Behandlung des Kindes dazu kommt). Sehr oft ist sie Folge des Bewußtseins der Mutter, keine weiteren Kinder haben zu können, so z. B. wenn die Geburt in relativ hohem Alter der Mutter nach einer Reihe von Aborten oder nach langer ungewollter Sterilität erfolgte. Häufig erfolgt eine Overprotection auch nach schwerer Erkrankung des Kindes in früher Jugend, oder wenn die Mutter um innere Mißbildungen, besonders des Herzens weiß, wobei das objektive Maß der Gefährdung durch die Mißbildung meist keine Rolle spielt. Schließlich finden sich unter überbehütenden Müttern auch solche, die, mehr oder weniger unbewußt alles tun, die Entwicklung des Kindes zu hemmen, um es für sich behalten zu können. Im Vordergrund steht immer die Vermeidung von Gefahren, die das vernünftige Maß überschreitet. Damit wird dem Kind die Auseinandersetzung mit der Umwelt auf zwei Arten erschwert: Einmal wird es so sehr behütet, daß es mit der weiteren Umwelt kaum in Kontakt kommt. Auf der andern Seite wird durch die ängstliche Haltung der Mutter beim Kinde selbst soviel Angst produziert, daß es bald den Kontakt mit der Umwelt von sich aus ängstlich meidet. Dies führt zur Isolierung und zur Kontaktstörung. Es fehlt dem Kind das Selbstvertrauen. Es wagt nicht sich mit den Mitmenschen auseinanderzusetzen oder sich andern gegenüber durchzusetzen und versagt aus Angst vor den normalen Anforderungen des Lebens außerhalb der Familie. So wird das überbehütete Kind, dem die Mutter jede Entdeckerfreude unterbindet und das die Mutter enorm an sich fesselt, zu einem Versager, in seiner Angst ständig unterstützt und bestätigt von seiner nächsten Umgebung.

Die Behandlung der Overprotection hat vor allem über die Beeinflussung der Mutter zu erfolgen, die zum Wagnis ermutigt werden muß, dem Kind Freiheit zur Aktivität auch außerhalb ihrer unmittelbaren Nähe zu geben. Gelingt dies nicht, so muß die Mutter ausgeschaltet werden, was allerdings zu einer heftigen Angstreaktion nicht bloß der Mutter, sondern auch des Kindes führt. Von der Mutter entfernt, muß dem Kind dann mit erzieherischen Methoden zuerst einmal die nötige Geborgenheit gegeben werden, aus der es sich in zunehmendem Maße mit der weiteren Umgebung auseinanderzusetzen lernt.

Das mißhandelte Kind

Schwer reaktive Störungen, die oft das Bild einer chronischen Aktual-Depression bieten, treten bei *Brutalisierung und Mißhandlung* auf. Dazu kommen aber, entsprechend dem Milieu, oft noch Zeichen der Verwahrlosung. Weglaufen im Sinne einer Flucht sowie Klagen über die Mißhandlungen Außenstehenden gegenüber kommen vor, sind aber erstaunlich selten. Im allgemeinen verschweigt das Kind die Mißhandlungen, sei es aus Angst, später um so mehr geschlagen zu werden, sei es infolge eines dunkeln Schuldgefühls, das die brutalen Methoden wenigstens zum Teil akzeptiert. Bei chronischer schwerer Mißhandlung, besonders beim noch kleinen Kinde, entstehen oft Zustände dumpfen Dahinvegetierens mit ausgesprochener Reaktionsarmut auf einzelne Reize. Das Kind verfällt in einen Zustand, der dem Totstell-Reflex vieler Tiere nahe steht.

Häufig allerdings bleibt es nicht bei einer psychogenen Schädigung. Die Mißhandlungen führen oft zu Hirnschäden, die ihrerseits psychiatrische Symptome verursachen. Die Mißhandlungen erfolgen oft durch sadistische Erzieher (meistens sind es die Eltern). Häufiger aber verrennen sich leicht erregbare, hilflose Erwachsene in erzieherische Gewaltmethoden, weil sie aus ihrer Ratlosigkeit und Verzweiflung nur noch zu schlagen wissen. Oft zeigt es sich, daß das Opfer schon vor der Mißhandlung schwierig zu erziehen war, z. B. infolge eines Hirnschadens.

Die erste therapeutische Handlung, mit der man den chronisch mißhandelten Kindern zu Hilfe kommen muß, ist die sofortige Wegnahme des Opfers aus dem Milieu. Jeder Versuch der Sanierung der Familienverhältnisse durch Belehrung der Erzieher ist für das Kind äußerst gefährlich, nicht selten tödlich. Meistens wird es sich um eine Wegnahme für die ganze Kindheit handeln. Eine Rückkehr des mißhandelten Kindes zu seinen Eltern noch im Kindesalter ist äußerst problematisch, nicht bloß weil neue Mißhandlungen nicht sicher auszuschließen sind, sondern auch weil die Beziehung zwischen dem Kind und den Eltern beinahe immer schwer gestört bleibt. Ob Geschwister von Opfern oder gar Pflegekinder Eltern, die sich einmal einer Mißhandlung schuldig gemacht haben, im Milieu belassen werden können, ist auch dann äußerst fraglich, wenn die Familie unter Aufsicht bleibt.

Frühverwahrlosung

Eine Frühverwahrlosung liegt dann vor, wenn die affektive Betreuung in den ersten Lebensjahren ungenügend war. Oft wird dafür auch der Ausdruck „Hospitalismus" gebraucht. Er ist aber zweifach mißverständlich: Einmal wird er von den Kinderärzten seit Jahrzehnten verwendet, wobei alle Pflegeschäden körperlicher Art infolge langer, ungenügender Pflege in Institutionen wie Heimen usw. so bezeichnet werden, also z. B. die Folgen ungenügender Ernährung, Vitamindefizite, Spital-Infektionen. Auf der andern Seite trifft man Patienten mit Frühverwahrlosung heute wohl ebenso häufig außerhalb eines „Hospitals", nämlich in Familien, die das kleine Kind ungenügend oder nicht betreuen. Allerdings darf die Tatsache, daß Säuglingsheime heute in der Regel in bezug auf körperliche Hygiene sorgfältig geführt werden, nicht zu der Annahme verleiten, daß die Belange der Psychohygiene gewahrt werden. Solange das Personal eines derartigen Heimes nicht über die nötige Zeit verfügt, sich auch in affektiver Hinsicht mit jedem anvertrauten Kind zu beschäftigen, sind die Pfleglinge gefährdet.

Das Vorkommen einer rein psychogenen Frühverwahrlosung ist nicht unbestritten. Die Störung ist noch wenig untersucht, und ein abschließendes Urteil ist noch nicht möglich. Sicher ist allerdings, daß Kinder mit Schwachsinn oder andern organischen Hirnschäden in bezug auf eine Frühverwahrlosung besonders stark gefährdet sind. Hingegen wird z. T. bestritten, daß ursprünglich gesunde Kinder Opfer einer affektiven Frühverwahrlosung werden können. Immerhin spricht die Tatsache, daß Kinder mit einer Frühverwahrlosung, die unbehandelt die intellektuellen Leistungen eines Idioten oder eines Imbezillen aufweisen, durch geeignete Maßnahmen ihren Entwicklungsrückstand aufholen und die Norm erreichen können, dafür, daß sehr schwere Schäden durch eine frühe affektive Verwahrlosung auch bei anläßlich der Geburt noch gesunden Kindern vorkommen. Allerdings ist auch bei diesen Patienten nicht mit letzter Sicherheit auszuschließen, daß dabei ein früh aufgetretener Hirnschaden vorlag, der keine körperlich faßbaren Symptome machte und später spontan abheilte.

Die affektive Frühverwahrlosung ist, besonders wenn sie in der Familie auftritt, beinahe immer verbunden mit einer mangelhaften körperlichen Pflege. So ist sie oft mit körperlichen Störungen, z. B. Hirnschäden infolge mangelhafter oder mangelhaft zusammengesetzter Ernährung, kombiniert. In hygienisch eingerichteten Instituten, wie Säuglingsheimen, tritt sie ohne diese auf, wenn die Kinder gleichsam auf dem Fließband und unter Zeitmangel ohne persönlichen Kontakt ernährt und rein gehalten werden. Die affektive Frühverwahrlosung trifft ein Kind, das erst im Beginn seiner Entwicklung steht. Es erhält infolge der besonderen äußeren Umstände die affektive Zuwendung, die zu normaler Entwicklung nötig wäre, nicht. Es reagiert darauf mit einer ausgesprochenen Passivität, die zu einem Darniederliegen aller Tätigkeiten, auch des Trinkens, und in extremen Fällen zum Tod führt. Die überlebenden Kinder mit affektiver Frühverwahrlosung lächeln nicht, weil ihnen der dazu auffordernde Außenreiz, z. B. das Gesicht eines Menschen, fehlt. Sie liegen stumpf und teilnahmslos in ihrem Bett. Eine allfällig vorhandene Aktivität beschränkt sich auf motorische Stereotypien, z. B. auf Kopfwackeln oder andere rhythmische Körperbewegungen, die oft stundenlang ausgeführt werden. Kommt ein affektiver Kontakt überhaupt nicht zustande, so entwikkeln sie auch keine Realitätsbeziehung. Sie spielen nicht oder nur stereotyp, bleiben stumpf und werden zu unansprechbaren Idioten oder verblödeten Autisten.

Ist der affektive Kontakt unpersönlich, so entwickeln sie keine Bindungsfähigkeit, wenn sie auch fähig werden, einen affektiven Kontakt zur Umwelt zu bilden. Auch so ist bei ihnen die psychische Reifung allgemein verzögert. Die Sprachentwicklung ist verzögert, der Wortschatz ungenügend. Enuresis und Enkopresis persistieren.

Die Entwicklung der Grundlagen des Sozialverhaltens ist normalerweise mit dem Ende der Trotzphase, also mit vier bis fünf Jahren abgeschlossen. Infolge der allgemeinen Retardation der psychischen Entwicklung des frühverwahrlosten Kindes tritt allerdings die Trotzphase meistens später ein. Sind bis dahin die affektive Kontaktfähigkeit und die Bindungsfähigkeit nicht entstanden, so ist die Wahrscheinlichkeit, daß sie später spontan noch entstehen können, sehr gering. Dies bedeutet, daß die Folgen der affektiven Frühverwahrlosung nach dieser Zeit durch eine Kontaktpflege kaum mehr korrigiert werden können. Ist zwar ein affektiver Kontakt vorhanden, nicht aber eine Bindungsfähigkeit, so können die Kinder sich dank ihres Verhaltens Gewünschtes von den Mitmenschen verschaffen. Wird ihnen vom einen ein Wunsch versagt, so benützten sie den nächsten, um ihren Wunsch, wenn möglich, zu verwirklichen. Eine Frustration zugunsten eines andern, z. B. einer Mutterfigur, wird nicht ertragen. Forderungen wird ausgewichen. Erziehungsversuche bewirken eine allgemeine Abwehrhaltung den Erwachsenen gegenüber, die das Ausmaß eines Autismus erreichen kann. Damit fällt eine der wesentlichsten Grundlagen der Erziehung weg. Möglich ist nur noch die Dressur. Ein Verhalten, das auf andere freiwillig Rücksicht nimmt, kann nicht entstehen. Der Patient bleibt egozentrisch auf sich selbst beschränkt. Infolge der Unfähigkeit, Frustration auf sich zu nehmen, bleiben die soziale Anpassung und die Leistungsfähigkeit in und außerhalb der Schule gering.

Die *Prognose* einer Frühverwahrlosung ist um so günstiger, je früher die Behandlung einsetzt. Sie ist in bezug auf eine Heilung so gut wie hoffnungslos, wenn sie erst im späteren Schulalter beginnt. Zu Beginn des Schulalters sind wesentliche Besserungen, vielleicht auch noch Heilungen, möglich, da infolge der Retardation die für die Entwicklung des Sozialverhaltens kritische Zeit, die normalerweise mit drei bis fünf Jahren abgeschlossen ist, unter Umständen erst im Schulalter beendet wird.

Die *Behandlung* der Frühverwahrlosung besteht in einer intensiven Kontaktpflege, die so zu geschehen hat, daß das Kind den Kontakt des Erziehers zu ihm als positiv erlebt. Normalerweise steht der Säugling kaum unter erzieherischen Forderungen. Er hat längst zu seiner Mutter engen Kontakt gefunden, wenn die eigentliche Erziehung beginnt. Ein Kind mit einer Frühverwahrlosung, das in normale äußere Verhältnisse, z. B. in eine Familie, gebracht wird, steht von Anfang an, d. h. bevor es eine Bindung entwickelt hat, in großer Gefahr, erzogen zu werden. Man verlangt von ihm, entsprechend seiner Körpergröße und seinem Alter, daß es in normaler Weise Frustrationen ertrage, um so mehr als es infolge der Frühverwahrlosung unerzogen in die Familie gekommen ist. So tritt es, subjektiv erlebt, in eine böse, weil überfordernde Welt, in der es sich nicht binden kann, auch wenn es dazu noch fähig wäre. Es reagiert auf die wohlgemeinten Erziehungsversuche mit Abwehr und ist nicht fähig, einen bindenden Kontakt zur Mutterfigur herzustellen. Damit bleibt die Frühverwahrlosung bestehen. Ein tragender Kontakt zum frühverwahrlosten Kind kann nur dann entstehen, wenn das Verhalten der Mutterfigur ihm gegenüber das gleiche ist, das normalerweise einem Säugling entgegengebracht wird. Eine auch nur leichte erzieherische Frustration ist erst möglich, wenn die Bindung hergestellt ist und die zunehmende Belastung mit erzieherischen Forderungen hat sehr langsam zu erfolgen, wenn damit die schon entstandene Bindung nicht aufs Spiel gesetzt werden soll.

So einfach die Behandlungsmethode scheinen mag, so schwierig ist sie durchzuführen. Die erzieherischen Forderungen, die normalerweise an ein Kind gestellt werden und die Art, wie ihm gegenüber die affektive Zuneigung gezeigt wird, ist stark von der Größe, weniger stark vom Alter des Kindes und so gut wie nicht von seiner psychischen Entwicklung abhängig. Die Körpergröße provoziert weitgehend ein bestimmtes Verhalten, worauf der Sprachgebrauch, der „jung"mit „klein" und „alt" mit „groß" gleichsetzt, schon hinweist. Die dem frühverwahrlosten Kinde entsprchende Haltungsweise richtet sich daher gegen die üblichen Erziehungs- und Verhaltensgewohnheiten, wie sie die Erwachsenen normalen Kindern gegenüber in der Regel erfolgreich einnehmen. Die heilpädagogische Betreuung eines derartigen Kindes verlangt also die intellektuelle Korrektur eines eingeschliffenen erzieherischen Verhaltens zugunsten eines oft unnatürlich empfundenen, aber dafür der Störung adäquaten Vorgehens. Auch so ist es oft äußerst schwierig, die Abwehr eines derartigen Kindes gegen die Erwachsenen zu überwinden. Oft braucht es dafür enorme Geduld, sehr viel Geschick und sehr lange Zeit. Medikamentöse Maßnahmen sind oft geeignet, die Abwehr zu schwächen und das frühverwahrloste Kind dem Kontakt rasch zugänglich zu machen. Durch Verabreichung neuroplegischer Medikamente in hohen Dosen wird der Patient zur Abwehr unfähig und gleichzeitig infolge der körperlichen Erschlaffung auf fremde Hilfe angewiesen. Umgekehrt provoziert das den Kontakt vermeidende Kind, das sich gegen aktive Annäherungen wehrt, unweigerlich eine negative Einstellung der Erwachsenen ihm gegenüber, die sich in eine positiv-mitleidige verwandelt, wenn es, durch Medikamente weitgehend in der Abwehr gelähmt, hilfsbedürftig geworden ist. So kann sehr oft ein Kontakt zur Mutterfigur sehr rasch, manchmal innerhalb weniger Tage, hergestellt werden. Selbstverständlich ermöglicht die medikamentöse Behandlung nur den affektiven Zugang der Mutterfigur zum Kind, kann aber die affektive Betreuung, die schließlich zur Bindung führt, in keiner Weise ersetzen. Die heilpädagogische Hauptarbeit wird damit möglich gemacht, aber nicht erledigt. Ist der Kontakt einmal hergestellt, so benötigt das Kind noch lange, manchmal jahrelange heilpädagogische Betreuung, die nicht bloß großes Wissen, sondern vor allem viel Geduld und Hingabe erfordert. Darüber hinaus setzen derartige Behandlungen bei der Erzieherin auch körperliche Gesundheit und Kraft voraus, verlangt doch das frühverwahrloste Kind wie ein Zweijähriges körperliche Zärtlichkeitsbezeugungen, z. B. herumgetragen oder auf den Schoß genommen zu werden, ein Verlangen, das wenigstens zu einem großen Teil erfüllt werden muß, auch wenn der Patient mehr als doppelt so viel wiegt wie ein Kind, dem sein Verhalten altersgemäß wäre.

Nur ganz ausnahmsweise ist es möglich, derartige Behandlungen außerhalb eines spezialisierten Heimes durchführen zu lassen. Am ehesten gelingt dies noch bei zwei- oder höchstens dreijährigen Kindern. Aber auch dann ist ein Erfolg nur zu erwarten, wenn sich die Betreuerin ständig beraten läßt und Anweisungen nicht als Einmischung in ihre eigene Sphäre, sondern als Hilfe akzeptiert, eine Voraussetzung, die oft nicht erfüllt ist. Vollends unmöglich sind sie, wenn das Kind schon schulpflichtig geworden ist oder wenn die Betreuerin neben der Pflege des Kindes noch andere Kinder und einen Haushalt zu besorgen hat.

Pseudodebilität

Eine krankhafte psychoreaktive Entwicklung kann zu einem Bilde führen, das einem Schwachsinn ähnlich sieht. Man spricht dann von

Pseudodebilität. Der Ausdruck Pseudodebilität ist populär und an sich in vieler Hinsicht mißverständlich. Man versteht darunter eine dauernde intellektuelle Leistungsschwäche infolge psychogener Störungen bei an sich normalen Intelligenz-Anlagen. Intellektuelles Versagen infolge Werkzeugstörungen (z. B. Störungen der Merkfähigkeit oder einzelner Sinnesorgane) werden zugunsten einer schärferen Abgrenzung besser nicht zur Pseudodebilität gerechnet. Da die intellektuelle Leistungsfähigeit nicht immer bis zur Debilität, sondern je nachdem nur bis zur Dummheit innerhalb der Norm oder aber bis zur Stufe der Imbezillität oder sogar der Idiotie herabgesetzt wird, spricht man besser von einer Pseudooligophrenie oder noch besser von einer chronischen psychogenen Herabsetzung der intellektuellen Leistungsfähigkeit.

Wesentlich bei den Zuständen der Pseudooligophrenie ist die Tatsache, daß starke affektive Spannungen den Denkvorgang beeinträchtigen können („Angst macht dumm") und daß gerade die Situationen, in denen die intellektuelle Leistungsfähigkeit normalerweise besonders gut erkennbar ist, für den Patienten mit starkem negativem Affekt, meistens Angst oder Traurigkeit, beladen sind. Diesem liegen je nachdem neurotische oder auch einfache Reaktionen, z. B. eine aktuelle chronische Depression zugrunde. Dabei ist die psychogen bedingte Herabsetzung der intellektuellen Leistungsfähigkeit oft Folge eines Ausweichens vor einer unerträglichen Situation. Das Kind schließt sich, meist in stumpfer, apathisch-depressiver Art, von den intellektuellen Forderungen oder vor der intellektuelle Leistung fordernden Person ab. Es wird so im Laufe der Zeit von der Schule immer mehr überfordert und versagt, schon weil es sich die Grundlagen für das Weiterkommen nicht erworben hat. Eine ausgesprochene Pseudooligophrenie entsteht manchmal auch als Folge einer schweren Frühverwahrlosung, die die ganze psychische Entwicklung hemmt und damit auch die Entwicklung des Denkens, der Erlebnisfähigkeit und der Bildung des Interesses.

Bei den leichtesten Formen dieser Störung genügt es, das Kind intellektuell in einer Art und Weise zu prüfen, die sich nach seinem Empfinden nicht an die intellektuelle Leistung wendet. Die Intelligenz zeigt sich daher z. B. im Spiel oder in einem spielerisch durchgeführten Test, der nicht den Schulstoff prüft. Bei schweren Fällen erstreckt sich das intellektuelle Versagen aber auf weite Gebiete, und die Anamnese kann dann das Vorliegen einer psychogenen intellektuellen Leistungsschwäche nur vermuten, aber keineswegs beweisen. (Auch primär Schwachsinnige können schließlich ein schweres Schicksal hinter sich haben.) Selbstverständlich sagt bei solchen Patienten das Ergebnis eines Intelligenz-Tests nicht, ob eine Oligophrenie oder eine Pseudooligophrenie vorliegt. Die Untersuchung wird bei der Pseudooligophrenie außerdem eine Reihe Störungen ergeben, besonders solche des affektiven Kontaktes und der Realitätsbeziehung. Beide Symptome können ebenfalls bei Schwachsinnigen vorkommen, besonders nach Überforderung. So sollten eine entsprechende Anamnese und die affektiven Störungen, die auf die Möglichkeit des Bestehens einer Pseudooligophrenie hindeuten, eine genauere Abklärung veranlassen, die gleichzeitig therapeutisch gerichtet sein muß und die am besten in einer kinderpsychiatrischen Klinik erfolgt. Diese führt oft mit der Besserung der Leistungsfähigkeit zur Diagnose.

Wie langsam allenfalls günstige Entwicklungen sein können, zeigte sich bei einem Knaben, der bis zu seinem vierten Lebensjahr in einem Säuglingsheim unter Säuglingen lebte. Er hatte mit vier Jahren erst die Stufe eines Einjährigen erreicht. Er konnte zwar gehen, nicht aber selbständig essen oder trinken. Er spielte lediglich, indem er seinen Schatten mit Vergnügen betrachtete. Er konnte noch kein Wort sprechen, gab aber lallende Töne von sich. Er konnte sich weder kleiden noch entkleiden und auf irgendwelche Kontaktversuche durch die Umgebung reagierte er nicht. Mit Stuhl und Urin war er unrein. So bot er das Bild einer Idiotie mit Kontaktstörungen. Durch eine intensive Betreuung, die besonders den körperlichen und affektiven Kontakt pflegte, kam er im Laufe eines Jahres dazu, wie ein dreijähriges Kind zu sprechen, einfache Spiele zu spielen und von sich aus den Kontakt zu Erwachsenen zu suchen. Er war rein geworden. Zugang zu Kindern konnte er allerdings nicht finden. Seine intellektuelle Leistungsfähigkeit hatte demnach ungefähr die eines Imbezillen erreicht. Jahrelange intensive Betreuung brachte zustande, daß der Patient mit elf Jahren in eine Pflegefamilie gebracht werden konnte. Von dort aus besuchte er versuchsweise die Hilfsschule. Noch dort war sein Denken sehr stark von einer magischen Weltanschauung bestimmt. Einfache bildlich gemeinte Ausdrücke nahm er konkret, und als er einmal beim Arzt seine eigene Herzaktion mit dem Stethoskop hören durfte, war er überzeugt, Jesus Christus zu hören, da man ihm gesagt hatte, in seinem Herzen sei Jesus Christus. Wegen vieler vom Magischen her bestimmten skurrilen Ideen fiel er in der Pflegefamilie und in der weiteren Umgebung stark aus dem Rahmen, doch war er, obwohl nicht ernst genommen, dank seines putzigen und originellen Wesens gerne gelitten. Mit der Zeit besserte sich sein Zustand weiter, und mit vierzehn Jahren war er ein mittlerer Schüler. Er wies also Schulleistungen auf, die einem Debilen entsprachen. Im Verhalten war er innerhalb der Klasse unauffällig. Er spielte mit den Mitschülern und reagierte im großen ganzen wie ein Debiler. Heute ist er fähig, einfache Arbeit in einem Magazin zu leisten. Von seiner Pflegefamilie ist er aber immer noch abhängig wie ein Kind.

Manchmal allerdings bleibt die Frage offen, ob es sich um ein intellektuelles Versagen infolge psychogener Störungen oder aber um einen echten Schwachsinn mit psychogenen Störungen handelt. Sehr oft zeigt es sich schließlich, daß bei einer an sich normalen Intelligenz einzelne Ausfälle vorliegen (z. B. eine schwere Legasthenie), es sich also primär um eine Perzeptionsstörung handelte. Diese kann zu einem Ausweichen vor der intellektuellen Forderung allgemein und zu einer depressiv-resigniert-passiven Lebenshaltung mit generalisiertem Schulversagen und Verlust spontaner, initiativer Tätigkeit im Spiel führen. Ebenso wie hirngeschädigte Kinder besonders leicht einer Frühverwahrlosung anheim fallen, entwickelt sich eine Pseudooligophrenie sehr leicht auf dem Boden einer leichten und oft nur partiellen Störung der intellektuellen Fähigkeiten.

Die Behandlung der Pseudooligophrenie ist die Behandlung der affektiven Störung, die durch besonders angepaßte Lehrmethoden ergänzt werden muß, was viel Zeit verlangt. Ist mit diesen Methoden einmal eine Besserung erreicht, so besteht eine große Gefahr des Rückfalls in das alte krankhafte Verhalten, wenn das Kind nicht noch während langer Zeit durch heilpädagogische Methoden geschützt wird. Wie anspruchsvoll die Behandlung derartiger Störungen unter Umständen sein kann, mag folgendes Beispiel zeigen: Ein neunjähriger Schüler aus einer differenzierten, intelligenten, aber affektiv gespannten Familie, der trotz Rückstellung um ein Jahr in der zweiten Volksschulklasse immer noch schwer versagte, sich von den Mitschülern vollständig isolierte und an Enuresis und Enkopresis litt, wies bei der psychiatrischen Untersuchung einen IQ von 135 auf. Außerdem zeigte er sich, daß er in infantiler Weise in einer reichen Phantasiewelt lebte. Nach einer Psychotherapie von über zwei Jahren erzwang die Schulsituation die Einweisung in ein Schülerheim, wo auf seine Schwierigkeiten besonders Rücksicht genommen werden konnte. Mit einem Verlust von zwei Jahren gelang es ihm schließlich, die Aufnahmeprüfung in das Gymnasium knapp zu bestehen. Er hatte dort anfangs größte Mühe, seine Versetzung war immer wieder schwer gefährdet und konnte nur durch Privatstunden ermöglicht werden. Erst zwei Jahre vor dem Abschluß begannen sich die Leistungen zu bessern, und schließlich bestand der Patient die Reifeprüfung mit dem besten Resultat der ganzen Schule. Die Resultate seines späteren Studiums waren glänzend. – Es kann mit großer Sicherheit angenommen werden, daß der Patient ohne intensive Unterstützung und ohne besondere schulmäßige Betreuung in die Hilfsschule abgesunken wäre, und es ist sehr unwahrscheinlich, daß es ihm später gelungen wäre, diese vor der Beendigung der Schulpflicht wieder zu verlassen. – Aber auch leicht Schwachsinnige können infolge affektiver Störungen die ihnen an sich mögliche intellektuelle Leistungsfähigkeit nicht erreichen, so ein affektiv verwahrlostes Mädchen, das mit sechs Jahren als nur praktisch bildungsfähig in ein Heim eingewiesen wurde und später von dort aus einer Psychotherapie zugeführt werden konnte. In den ersten zwei Jahren der Psychotherapie zeigte sich, was die Schulungsfähigkeit betraf, keine Veränderung. Plötzlich aber steigerte sich die intellektuelle Leistungsfähigkeit, und es gelang der damals schon zwölfjährigen Patientin, innerhalb weniger Wochen lesen und schreiben zu lernen und sich auch soviele rechnerische Fähigkeiten anzueignen, daß die Versetzung in eine Hilfsschule für leicht Debile möglich war.

Neurosen im engeren Sinne

Der Begriff der Neurose hat sich im Laufe der Zeit immer wieder gewandelt. Je nachdem wurde er einmal weitgehend für organische Störungen des Zentralnervensystems verwendet, dann wieder für psychogene Störungen ganz allgemein. Auch heute noch besteht über die Definition der Neurose keine Einigkeit. Dazu kommt, daß einzelne Begriffsverbindungen, z. B. der der Fehrschen Neurose, um nur eine zu nennen, aus früheren Zeiten stammen, deren Neurosebegriff sich mit den modernen Auffassungen nicht mehr deckt, die aber als Begriff weiter verwendet werden. Es sei hier aus praktischen Gründen dem Neurosebegriff der Vorzug gegeben, der nur eine relativ kleine Gruppe psychogener Störungen umfaßt, weil mit ihm eine relativ scharfe Abgrenzung gegenüber den einfachen Reaktionen möglich ist. Es ist dies der der psychoanalytischen Schule, die unter Neurose eine Störung versteht, die entsteht, wenn ein Inhalt unterdrückt und ins Unbewußte verdrängt wird und von dort aus krankhafte Störungen verursacht. Diese Definition ist an sich natürlich nicht unproblematisch. So ist auch heute der Begriff des Unbewußten und der Verdrängung umstritten. Gleichzeitig schließt diese Definition das Bestehen einer Neurose in der ersten Kindheit aus: Er setzt ein Ich, ein Bewußtsein voraus, da ja ohne diese eine Verdrängung nicht möglich ist. Das kleine Kind hat aber noch kein Ich. Säuglingsneurosen im Sinne der hier verwendeten Definition sind daher undenkbar.

Die Neurosen sind beim Kinde wesentlich seltener als die einfachen Reaktionen. Sie treten nicht vor dem Trotzalter auf. Ihre Ursache liegt (wie bei der Neurose des Erwachsenen) selten im Erleben eines einzelnen neurotisierenden Traumas, sondern meistens in dem einer länger oder dauernd anhaltenden Situation. Wenn auch jeder gesunde Mensch verdrängen kann oder (im Rahmen der Norm) zu neurotischen Reaktionen fähig ist, so steigern sich die Symptome bei der Neurose zum Krankhaften, indem sie den Lebensgenuß, die soziale Anpassung und die Arbeits- bzw. Schulleistungen in krankhafter Art und Weise herabsetzen. Daß dabei auch hier die Grenze zwischen normaler neurotischer Reaktion und krankhafter Neurose verwischt ist, ist selbstverständlich. Obwohl die neurotische Reaktion so gut wie bei jedem Gesunden zu beobachten ist, sind offensichtlich nicht alle Menschen gleich stark neurosegefährdet. Ein großer Teil der Neurotiker, (sowohl kindlicher wie erwachsener) ist an sich schon labiler als andere. Erwachsene Neurotiker weisen auch mehr als andere Menschen infantile Körpermerkmale auf. Bei Kindern finden wir gehäuft Neurosen, wenn die psychische Reifung aus körperlichen Gründen verzögert oder unharmonisch vor sich ging. Auf der andern Seite kann auch die Neurose, wie jede andere chronisch andauernde psychische Störung, die psychische Reifung verzögern oder zu einer unharmonischen Reifung führen.

Man kann zwei Hauptgruppen von Neurosen unterscheiden: die Psychoneurosen und die Konversionsneurosen. (Die sogenannten Aktualneurosen sind, der hier verwendeten Definition entsprechend, keine Neurosen sondern einfach-reaktive Störungen.) Bei der *Konversionsneurose* stehen krankhafte Störungen im Vordergrund, die im Körperlichen sichtbar werden. Betroffen sind vor allem die Funktionen, die an sich willkürlich durchgeführt werden. Zu ihnen gehören z. B. neurotisch bedingte Lähmungen, Verkrampfungen, unwillkürliche Bewegungen (z. B. viele Tics), und als beim Kind besonders häufige Störung das Bett- und Tagnässen, die Enkopresis, das Stottern, aber auch andere Störungen der Sprache, wie der Mutismus und Störungen der Aussprache. Bei der *Psychoneurose* stehen affektive Störungen im Vordergrund: Angst, Phobien, Depression, Leistungs- und Lernstörungen (häufig nur auf bestimmten Gebieten), dann auch gewisse Formen von Stehlen, Weglaufen, Störungen der Aggressivität, im Sinne einer Herabsetzung oder einer Steigerung.

Häufig liegt auch eine allgemeine Verhaltensstörung vor, z. B. eine Isolierung, masochistisches Unterwerfen, Wehrlosigkeit, Trotzhaltungen, unangepaßter Anspruch auf Führung innerhalb einer Kindergruppe, provokatorisches Verhalten usw. Die Ursache der Störungen ist dem Patienten (entsprechend der Definition) unbewußt. Trotzdem sind die Störungen an sich durchaus sinnvoll und von symbolischer Aussage.

Eine besondere Form der Psychoneurosen, die wohl stärker als die übrigen mit konstitutionellen Faktoren verbunden scheint, ist die Zwangsneurose, die beim Kinde nicht selten ist und in der Symptomatik von einem einfachen zwangshaften Lebensstil in bezug auf Ordnung und Reinlichkeit bis zur grotesken Zwangskrankheit gehen kann. Gerade hier finden sich besonders häufig auch eine schwere Retardation der psychischen Entwicklung.

Wenn auch bei der Benennung der Neurosen häufig auf ein einzelnes Symptom abgestellt wird, so heißt das keineswegs, daß die Neurosen des Kindesalters monosymptomatisch seien. Die eingehendere Untersuchung ergibt regelmäßig eine ganze Reihe von Symptomen. Auf der andern Seite gibt es aber keine „typisch neurotischen" Symptome, die bei andern psychischen Störungen des Kindes nicht vorkommen und daher durch ihr Vorliegen allein die Diagnose der Neurose ermöglichen. Auch andere psychische Störungen können sogenannte „neurotische Symptome" aufweisen. So sind beispielsweise Zwänge bei leichten organischen Hirnschäden nicht selten. Stehlen kann ebenso gut Ausdruck eines Drangzustandes im Rahmen eines hirnlokalen Psychosyndroms sein wie Symptom einer Neurose, das Bettnässen Effekt einer Verwahrlosung, Ängste kommen bei allen psychischen Störungen, organisch bedingten und psychogenen vor, usw. usw.

Die äußeren Umstände, die zur Neurotisierung führen, sind so mannigfaltig wie das Leben selbst. Eine häufige Quelle sind gestörte Beziehungen zu den Eltern, die aus irgendeinem Grunde während längerer Zeit in der Betreuung des Kindes versagt haben. Dieses Versagen kann den Eltern allerdings lange nicht immer als Schuld angekreidet werden. Die Abklärung der Schuldfrage bei kindlichen Störungen zur Behandlung psychisch gestörter Kinder ist sinnlos. Wichtig hingegen ist sehr oft die Abklärung der Ursache. Diese wiederum kann sehr wohl in Schuldgefühlen der Eltern liegen, gleichgültig, ob sie berechtigt sind oder nicht. Aber auch Situationen außerhalb der Familie, besonders häufig in der Schule, können zu Neurosen führen, ebenso die Stellung der Familie innerhalb der Gesellschaft.

Der spontane Verlauf der Kinderneurosen ist sehr vielfältig. Es kommen ohne Zweifel echte Spontanheilungen vor. Andere Neurosen verändern ihre Symptomatik mit der Entwicklung des Kindes, ohne zu heilen. Wieder andere bleiben mit ihrer Symptomatik bis ins Erwachsenenalter bestehen. So bleiben z. B. oft Angstsymptome das ganze Leben hindurch bestehen, währenddem neurotisches Bettnässen nur ganz ausnahmsweise einmal länger als bis zur Pubertätszeit anhält. Häufig verlieren einzelne Symptome mit zunehmender Selbständigkeit des Patienten an Störungskraft, weil die Symptome auslösende äußere Umstände immer leichter zu vermeiden sind. Dieses Vermeiden allerdings schränkt die Lebensmöglichkeiten des Patienten oft mehr oder weniger stark ein. Beispielsweise wird ein neurotisches Versagen im Rechnen, das in der Schule zu großen Schwierigkeiten führt, bei entsprechender Berufswahl zu einem unwichtigen Symptom. Der Verlauf der Neurose ist offenbar von vielen Faktoren abhängig, die heute wohl noch nicht alle bekannt sind. Einstellung der Umgebung zur Störung, die Art der Erziehung überhaupt, Fähigkeit zur inneren Verarbeitung und Kompensation spielen dabei eine bedeutende Rolle. Eine schon bestehende Neurose kann durch ungeschicktes Verhalten der Erzieher in ihren Auswirkungen verschlimmert werden. Ihre Symptome führen oft zu erzieherischen Maßnahmen, die allenfalls bei Unarten eines normalen Kindes angepaßt sein könnten. Die Erfolglosigkeit von Erziehungsversuchen, die sich auf neurotische Symptome beziehen, führen oft zur Ratlosigkeit und innerer Kränkung der Erzieher und bewirken dementsprechend noch unangepaßtere Erziehungsmethoden, gemäß der allgemein gültigen (allerdings nicht deshalb allgemein richtigen) Regel, „zuerst mit Liebe und dann mit Strenge versuchen". Ein großer Teil des Leidens neurotischer Kinder beruht weniger auf der Neurose an sich, sondern auf den Reaktionen, die diese in der Umgebung auslöst. Neben inadäquaten Erziehungsmethoden spielen die soziale Isolierung und die Reaktion der Umgebung auf intellektuelles oder verhaltensmäßiges Versagen dabei eine wichtige Rolle.

Die Behandlung der Neurose hat sich dementsprechend auch der Erziehungsberatung zu bedienen. Diese soll sowohl übermäßige Verwöhnung und Überbehütung wie auch unangemessene Härte (z. B. Strafe wegen eines neurotischen Symptoms) verhindern. Das Milieu muß oft ganz allgemein saniert werden, soweit es sich seit der Entstehung der Neurose nicht selber normalisiert hat. Wesentlich ist die Kontaktpflege zum neurotischen Kind. Bei schweren Neurosen, die von der Umgebung ständig unterhalten werden, läßt sich oft ein Milieuwechsel nicht vermeiden. Es ist oft schwierig, diesen bei den Eltern durchzusetzen. Es ist aber häufig noch viel schwieriger, das neue Milieu zu finden, das dem neurotischen Kind mehr geben kann als das alte. Wesentlich ist, daß der Patient durch seine Symptome die neue Umgebung nicht so umgestalten kann, daß sie sich ihm gegenüber bald nicht anders verhält als das alte Milieu, eine Gefahr, die nicht unterschätzt werden darf. Wesentlich ist — wie bei allen Versetzungen von Kindern in ein neues Milieu —, daß der Patient an seinem neuen Platz nicht isoliert ist, sondern persönliche Beziehungen zu Erwachsenen knüpfen kann.

Änderungen des Milieus, gleichgültig ob infolge Erziehungsberatung, Sanierung oder Milieuwechsels, können die Symptome oft zum Verschwinden bringen und die Neurose heilen. Häufig ist aber neben der Milieubehandlung eine psychotherapeutische Behandlung nötig. Diese kann oft in Maßnahmen bestehen, die dem Kinde einfach einen schützenden Kontakt vermitteln. Unter Umständen allerdings ist eine intensivere, auf den Inhalt der Neurose ausgerichtete Psychotherapie unentbehrlich.

Psychosomatische Störungen

Psychosomatische Erkrankungen sind körperliche Krankheiten psychogener Ursache. Sie kommen beim Kinde ebenso vor wie beim Erwachsenen. Auch bei ihm können sich psychische Konflikte im Körperlichen abspielen, wobei allerdings einzelne für Erwachsene typische Störungen selten sind, so das Magengeschwür, die colitis ulcerosa, Herzinfarkt und Erkrankungen der Gallenblase. Die häufigste psychosomatische Störung des Kindes ist wohl das Asthma bronchiale. Damit soll allerdings nicht gesagt sein, daß jedes Asthma psychogen sei, doch ist anzunehmen, daß bei seinem Entstehen oft psychische Faktoren eine wesentliche Rolle spielen. Die Psychogenese des Diabetes mellitus ist auch heute noch umstritten. Es ist wichtig zu wissen, daß beide Krankheiten oft sekundär zu organischen Hirnstörungen und damit zu einem Hirnschaden-Syndrom führen. Weitere Störungen, die der Gruppe der Psychosomatosen angehören können, sind eine Verminderung der Resistenz gegen Infektionen, Allergien, einzelne dermatologische Erkrankungen, hoher Blutdruck, erhöhte Temperatur, Fieberschübe, Migräne und anderes. Wie beim Erwachsenen ist es unmöglich, bestimmten psychosomatischen Störungen des Kindes einen bestimmten und nur für eine spezielle psychosomatische Krankheit spezifischen Konflikt zu nennen. Entsprechend der sozialen Situation des Kindes stehen allerdings Konflikte mit den Eltern im Vordergrund. Hingegen ist dem Körpersymptom eine symbolische Aussagekraft eigen.

Die Therapie der psychosomatischen Störung ist infolge des üblichen Vorgehens der Umgebung zuerst beinahe immer internistisch. Der Psychiater wird — wenn überhaupt — nur dann zugezogen, wenn die internistische Therapie versagt hat und den Eltern oder dem Arzt des Kindes die Psychogenese der körperlichen Störung wahrscheinlich scheint. Häufig werden psychosomatische Störungen, besonders Asthma, durch einen Milieuwechsel behandelt, wobei nach Überzeugung der Eltern eine „Luftveränderung" im wörtlichen Sinne des Ausdrucks heilsam ist, während es dem Psychiater näher liegt, anzunehmen, daß vor allem die Veränderung der mitmenschlichen Umgebung die therapeutische Hauptrolle spielt. Wahrscheinlich spielen beide Faktoren eine Rolle. Affektive Beziehungen und belastende psychische Situationen können offenbar ebenso allergen wirken wie Hausstaub und ähnliches. Sie können unter Umständen auch einen Stoff zum Allergen machen. So kann beispielsweise einmal festgestellt werden, daß bei einem Kinde zwar Pferdestaub oder Pferdegeruch einen Asthmaanfall auslösen kann, aber nur dann, wenn er bei der Begrüßung der Mutter, zu der das Kind in einer konfliktgeladenen Beziehung steht, eingeatmet wird, nicht aber im Kinderheim oder einem Pferdestall in der Nähe des Heimes. So wenig wie eine organische Hirnstörung die Beteiligung psychogener Faktoren an einem psychischen Zustand ausschließen muß, so sehr können auch bei nachweisbaren körperlichen Ursachen psychische Geschehnisse am Zustand mitbeteiligt sein. Umgekehrt sind psychosomatische Störungen ohne ein „Entgegenkommen" des erkrankten Organs oder Systems nur schlecht denkbar. Die psychosomatischen Störungen können zwar nach zwei verschiedenen

Fragestellungen untersucht resp. „erklärt" werden. Die Entscheidung, ob ein bestimmter Patient wenigstens vorerst körperlich oder psychisch behandelt werden soll, wird aber vor allem durch die ganze Situation entschieden. Meistens wird die einfachere und billigere Methode oder die, die für das Leben des Patienten und seiner Familie weniger eingreifend scheint, zuerst versucht. Gelingt es nicht, die Störung von der einen Konzeption her erfolgreich zu behandeln, so bleibt der zweite Weg oft immer noch offen.

„Kinderschizophrenie"

Schizophrenien im klassischen Sinne finden sich beim Kinde vor der Pubertät nur selten. Faßt man die Schizophrenie als Symptomenkomplex auf, der die drei Kardinalsymptome „zerfahrenes Denken", „inadäquater Affekt" und „doppelte Buchführung" enthält, zu denen zusätzliche Symptome, wie läppisches Benehmen, Wahnideen, Halluzinationen usw. kommen können, so ergibt sich ohne weiteres, daß die Entwicklung dieser Störung eine gewisse psychische Reifung voraussetzt, die im Vorschulalter noch nicht erreicht ist. In diesem ist das Denken nämlich normalerweise noch magisch-animistisch und dementsprechend autistisch. Die unreife Persönlichkeit ist noch nicht so weit entwickelt, daß sie zwischen Vorstellung und Realität unterscheidet. Auch beispielsweise in der Trotzphase kann der Affekt inadäquat sein. Die Schizophrenien der späteren Kindheit sind in der Regel arm an Sekundärsymptomen und verlaufen als Schizophrenia simplex. Das häufigste Sekundärsymptom ist läppisch-hebephrenes Benehmen. Der Verlauf ist häufig schleichend und damit ungünstig. Es kommen aber auch schubweise Verläufe mit mehr oder weniger guter Prognose vor. Vereinzelt auftretende Schübe werden oft als „Pubertätskrise" bezeichnet. Gelegentlich scheinen bei ihnen psychogene Faktoren eine große Rolle zu spielen, so z. B. Isolierung in einem fremdsprachigen Gebiet, Schwierigkeiten der sexuellen Einordnung usw. Es gibt aber viele „Pubertätskrisen", die zwar eindrücklich sind, die aber nicht dem Formenkreis der Schizophrenie zugeordnet werden dürfen, da die Kardinalsymptome z. T. fehlen, obwohl typische Symptome eines Realitätsverlustes zu beobachten sind. Umgekehrt kann auch einmal ein uneinfühlbares Verhalten schweren Grades im Kindesalter, z. B. schwere Zwänge, äußerlich unbegründete enorme Haßeinstellungen, Ängste mit uneinfühlbarem Inhalt oder objektiv unbegründete allgemeine schwere Unsicherheit, Objektverlust und dergleichen, später in eine typische Schizophrenie übergehen. Haben diese Störungen zu einer Behinderung der intellektuellen Entwicklung geführt, so entstehen daraus beim Erwachsenen Zustände, die als Pfropfschizophrenie bezeichnet werden können. Typischerweise allerdings wird darunter eine Schizophrenie verstanden, die sich bei einem Geistesschwachen entwickelt hat.

Wenn auch Schizophrenien im engeren Sinne beim kleineren Kinde nicht vorkommen können, so kann dennoch das Auftreten psychotischer Zustände im frühen Kindesalter beobachtet werden. Im angelsächsischen Sprachgebiet werden derartige Zustände oft als „Kinderschizophrenie" bezeichnet, wobei angenommen wird, daß die Schizophrenie eine Krankheit und nicht ein Syndrom sei und im früheren Kindesalter notgedrungen eine andere Symptomatik aufweise als beim Erwachsenen. So werden dann schließlich sämtliche psychotischen Erscheinungen als schizophren bezeichnet. Dazu werden dann selbst Psychosen eindeutig organischen Ursprungs gerechnet, die gerade im Kindesalter sehr oft eine Erwachsenenschizophrenie im Sinne von E. Bleuler weitgehend imitieren, besonders wenn sie Halluzinationen aufweisen. Dies führt zu einer unzweckmäßigen Gleichsetzung zwischen den Begriffen „Psychose" und „Schizophrenie".

Grenzpsychosen (borderline case, prépsychose)

In dieser Gruppe, die allerdings schlecht abgegrenzt werden kann, finden sich Patienten, die eine schwere Störung der Realitätsbeziehung aufweisen und in der Regel für ihr Alter ein zu kindliches Geborgenheitsbedürfnis haben. Sie leiden an schweren Ängsten, die inhaltslos sein können oder aber mehr oder weniger absurde Vorstellungen zum Inhalt haben, so z. B. Weltuntergangsphantasien, Angst vor unwahrscheinlichen Elementarkatastrophen, wie Vulkanausbrüche oder eine zweite Sintflut. Anstelle des normalen Erlebens der Realität tritt mehr oder weniger stark eine Phantasiewelt, die dem Patienten mehr Lebensgefühl gibt als die Realität. Diese Welt steht der spielerischen Phantasie des Kleinkindes aber sehr viel näher als einem schizophrenen Wahnsystem. Sie ist veränderlicher als dieses und oft ist der Patient fähig, willentlich in sie einzutreten. Äußere Beanspruchung bringt ihn in die Realität zurück. Symbolische Handlungen sind häufig. Sie haben manchmal einen spielerischen Charakter; manchmal stehen sie Zwangshandlungen nahe. — Der spontane Verlauf der Störung ist verschieden. Gelegentlich kann sich aus ihr eine Schizophrenie entwickeln. Manchmal erfolgt eine Spontanheilung. Oft bleiben die Patienten auch im Erwachsenenalter wenig auffällige, versponnene Außenseiter. Meistens beeinträchtigt die Störung die Schulbildung ganz wesentlich. — Die Therapie ist in der Regel recht anspruchsvoll, aber vielversprechend. Es müssen dabei heilpädagogische, psychotherapeutische und medikamentöse Maßnahmen über lange Zeit kombiniert werden.

Autismus

Die eindrücklichste psychotische Störung des Kindes ist wohl das *autistische Verhalten*. Dieses zeichnet sich dadurch aus, daß das Kind auf seine Mitmenschen nicht affektiv reagiert oder wenigstens nicht in einfühlbarer und damit adäquater Weise. Dieses Symptom liegt in klassischer Weise beim *Autismus* des Kindes, wie er von KANNER beschrieben wurde, vor. Es handelt sich dabei um eine schwere psychische Störung, die schon im frühesten Kindesalter auftritt und die zu einer vollständigen oder wenigstens weitgehenden Isolierung des Kindes von den Mitmenschen führt. Der Kontakt zur Mutter bleibt gelegentlich erhalten, besteht dann aber in einer unreifen, symbiotischen Beziehung zwischen Mutter und Kind mit gegenseitiger enormer Abhängigkeit, in der das Kind nichts, die Mutter alles bietet (Autismus MAHLER). Der Autismus führt zu einer schweren Störung des Kontaktes mit der Realität, der Erziehungsfähigkeit und damit zu einer gewaltigen Einschränkung der Lernfähigkeit. Die Affektivität, falls sie vorhanden ist, bewegt sich oft in Extremen. Am häufigsten sind Wutausbrüche und Angst. Oft aber werden Handlungen, die normalerweise affektgeladen sind, ohne sichtbare gefühlsmäßige Beteiligung ausgeführt. Der Realitätsbezug ist auf wenige Gegenstände beschränkt, die dafür oft eine faszinierende Anziehung auf den Patienten auszuüben scheinen, so z. B. Lichtschalter, Wasserhahnen, Räder und dergleichen. Der Erwerb der Sprache erfolgt oft nicht. Ist dem Kind die Sprache zugänglich, so wird sie als Spiel und nicht als Kommunikationsmittel benützt. So kann beispielsweise ein autistisches Kind stundenlang den gleichen Satz oder das gleiche Wort in verschiedenster Tonlage, Melodie, verschiedenstem Sprachtempo und wechselnd zerhackt oder ohne Abgrenzung der einzelnen Worte vor sich hersagen. Anstelle von eigentlichen Spielen stehen oft stereotype, stundenlang durchgeführte Hantierungen. Oft finden wir auch passives Dahinvegetieren oder schwere Erregungszustände. Einzelne autistische Kinder weisen eine mehr oder weniger fixierte Phantasiewelt auf, die oft von Gestalten aus dem Bereiche der Märchen, des Fernsehens und des Trickfilms belebt ist. Bei andern autistischen Kindern beschränkt sich die Beziehungsstörung fast ausschließlich auf die Mitmenschen. Der Realitätsbezug wird in mehr oder weniger normaler Weise erworben, die intellektuelle Lernfähigkeit ist nicht betroffen. Derartige Zustände wurden von ASPERGER (unabhängig von KANNER) als *autistische Psychopathie* bezeichnet. Es ist vorderhand noch ungewiß, ob der Autismus KANNER und die autistische Psychopathie ASPERGER zwei vollkommen verschiedene Störungen oder aber nur extreme Varianten einer prinzipiell gleichen Verhaltensstörung sind. Die Tatsache, daß autistisches Verhalten beobachtet werden kann, ohne daß eine der beiden erwähnten Störungen vorliegt, so z. B. bei organischen Hirnstörungen, wie einer Temporallappenepilepsie, bei Schwachsinn, bei chronischer Mißhandlung und auch bei schwerer Frühverwahrlosung, spricht dafür, daß weder die autistische Psychopathie noch der Autismus KANNER eine Krankheit sind. Es liegt nahe anzunehmen, daß das autistische Verhalten ein Syndrom ist, das bei Erkrankungen verschiedenster Ursachen vorkommt. Wahrscheinlich ist es bei Kindern mit früh aufgetretenem Hirnschaden sehr viel häufiger als bei Kindern ohne primäre Störung des Zentralnervensystems.

So umstritten der Begriff des kindlichen Autismus ist, so wenig ist man sich über den Wert der Behandlungsmethoden einig. Der Durchführung „großer" Therapien, z. B. mit Elektroschock, wird zu recht entgegengehalten, daß sie nicht bloß die Störung nicht günstig beeinflussen, sondern darüber hinaus noch organische Hirnschäden setzt. Auch die Wirksamkeit der Psychotherapie des Autismus ist sehr umstritten. In der Regel wird die Wahl der Behandlung von der Persönlichkeit des Kindes ausgehen und nicht von der Tatsache des Vorliegens eines Autismus. Steht eine organische Hirnschädigung im Vordergrund, so führen gezielte medikamentöse Behandlungen nicht so selten zu einem unerwarteten Erfolg. Oft tritt das psychoorganische Syndrom nach Verschwinden des Autismus erst richtig zutage. – Im Vordergrund der Psychotherapie steht die Kontaktsuche des Therapeuten zum Patienten. Die Psychotherapie läßt sich somit von heilpädagogischen Maßnahmen kaum unterscheiden. Liegt eine reiche Phantasiewelt vor, so kann eine Kontaktaufnahme vor allem dann erfolgen, wenn der Therapeut an dieser Welt teilnimmt, sie mit dem Patienten zusammen darstellt und weiter entwickelt, bis der Kontakt zur Realität und zu den Mitmenschen möglich wird. Bei andern Patienten kann die Beziehung unter Umständen über den Hautkontakt, bei andern über das Essen gefunden werden. Oft müssen allerdings vorher die Angst und die Abwehr medikamentös unterdrückt werden. Auch Erregungszustände sind oft medikamentös zu beeinflussen. Ist einmal ein Kontakt hergestellt, so ist darauf zu achten, daß dieser oft schon bei geringster Überforderung wieder verloren gehen kann. Der Übergang vom vorwiegend gebenden, therapeutischen Verhalten zum erziehenden darf nur äußerst langsam und behutsam erfolgen.

Kann eine affektive Kontaktaufnahme nicht erfolgen, so tritt anstelle der Erziehung die Gewöhnung. Erziehungsmethoden, die auf Kontakt oder gar Bindung an den Erzieher beruhen oder an die Gefühlswelt appellieren, sind ebenso wirkungslos wie Strafen oder moralische Vorhalte, die bei einem normalen Kind adäquat sein mögen. Der Erzieher, der in dieser Situation an die Liebe und an moralische Werte appelliert, wird sich rasch erschöpfen und schließlich den Patienten ablehnen. Die heilpädagogische Betreuung muß also hier gerade auf die Methoden verzichten, die bei andern psychischen Störungen besonders wichtig sind. Dies darf kein Grund sein, pädagogische Bemühungen aufzugeben, ist doch die Ermöglichung einer optimalen psychischen und intellektuellen Entwicklung auch beim Fortbestehen des Autismus enorm wichtig. Nicht so selten führt sie dazu, den Patienten soweit einzuordnen, daß er später frei leben und seinen Lebensunterhalt selber verdienen kann.

Endogene Affektpsychosen (Depression, Manie, manisch-depressives Irresein)

Endogene Affektpsychosen sind beim Kinde vor der Pubertät extrem selten, später häufiger. Es ist oft sehr schwierig, sie gegen psychogene oder organisch bedingte Verstimmungen abzugrenzen. Die psychotischen Phasen sind meistens von kurzer Dauer, können sich aber auch über lange Zeit, unter Umständen länger als ein Jahr hinziehen. Dabei scheinen die depressiven Bilder wesentlich häufiger zu sein als die manischen.

Die endogenen Depressionen haben oft die Form unbegründeter Trauer. Die Patienten sind verzagt, weinen ohne äußeren Grund, nehmen an den Spielen der Kameraden nicht mehr teil und isolieren sich weitgehend. Manchmal sind sie mit Beeinträchtigungsideen verbunden, deren Entstehung das durch die Krankheit bedingte Schulversagen entgegenkommt. Manische Phasen werden als Schwererziehbarkeit angesehen und vorerst erfolglos mit erzieherischen Methoden (d. h. mit Strafen) behandelt. Eine Behinderung der Aktivität führt zu ausgesprochener Gereiztheit.

In Anbetracht der Seltenheit dieser Störungen gibt es über die Therapiemöglichkeiten wenig Erfahrungen. In Frage kommen neben einer heilpädagogischen Betreuung vor allem Medikamente.

Die einzelnen psychischen Symptome

Die einzelnen Symptome sind nie für eine und nur diese psychische Erkrankung spezifisch. Es ist unmöglich, anhand eines einzigen Symptoms die Diagnose zu stellen, wenn ein einzelnes Symptom eine solche auch oft wahrscheinlich machen kann. Eine Diagnose kann nur gestellt werden, wenn das Kind körperlich und psychisch eingehend untersucht worden ist und wenn seine Vorgeschichte sowie sein Milieu bekannt sind. Sind die einzelnen Symptome für die Krankheitsform unspezifisch, so sind sie dafür in ihrer Entstehung weitgehend altersabhängig. So sind z. B. Sprachstörungen, Tag- und Bettnässen, Störungen des Sozialverhaltens usw. erst dann möglich, wenn die Entwicklung entsprechend weit fortgeschritten ist. Sie sind z. T. auch vom Geschlecht des Patienten abhängig. Generell ist festzustellen, daß Knaben viel häufiger psychische Störungen aufweisen als Mädchen. In den kinderpsychiatrischen Sprechstunden kommen in der Regel zwei- bis dreimal so viele Knaben zur Untersuchung wie Mädchen. Dies kann verschiedene Gründe haben: Es könnte sich um eine angeborene Schwäche des männlichen Geschlechts handeln, eine Annahme, die ebenso wenig bewiesen wie widerlegt werden kann. Hingegen kann mit Sicherheit gesagt werden, daß schon sehr früh der Knabe psychisch stärker belastet wird als das Mädchen: Er muß unter dem Druck der Umwelt seine Identifizierung mit der Mutter bald aufgeben und sich „knabenhaft" verhalten, währenddem das Mädchen unauffällig ist, wenn es die Mutter imitiert. Dazu stellt auch das Bemühen der Eltern, aus ihrem Söhnchen vorerst einen tüchtigen Schüler zu machen, der sich später im Leben auch beruflich behaupten kann (und der sehr oft einen Bildungsgang durchmachen soll, der dem Vater verwehrt war), die Knaben vor Schwierigkeiten, die den Mädchen in der Regel in gleichem Ausmaß erspart werden, da sich die Eltern bei ihnen über allfällig enttäuschende Schulleistungen oft mit der Aussicht auf eine spätere Ehe hinwegtrösten. So werden die Knaben intellektuell, vor allem was die Schulleistungen betrifft, sehr viel häufiger überfordert als die Mädchen. Der Zwang der Umgebung, sich „knabenhaft" zu benehmen und der Druck der Eltern in bezug auf die Schulleistungen können die relative Häufigkeit psychischer Störungen beim Knaben durchaus erklären. Die relative Seltenheit der Störungen bei den Mädchen wäre dann der Effekt geringeren äußeren Druckes und damit größerer Geborgenheit.

Symptombildung

Kein psychisches Symptom ist an sich dem Gesunden fremd. Es ist dann krankhaft, weil es einem nicht altersgemäßen Verhalten entspricht oder weil es im Gefüge der Psyche nicht harmonisch eingebaut ist und so die Gesamtpersönlichkeit beeinträchtigt.

Die Symptombildung ist einerseits abhängig von der Art der Störung und vom Motiv des Konfliktes. Auf der andern Seite wird sie vom Alter des Patienten stark beeinflußt. Ein Säugling kann vorerst nur mit Schreien und Nahrungsverweigerung reagieren, später — mit dem Auftreten des ersten Lächelns — auch in der Art seiner affektiven Reaktionen gegenüber den Personen und der Umgebung. Zu gleicher Zeit entstehen die Symptome der Bindungsschwäche und die Störungen in der Beachtung der Distanz zum Mitmenschen. Die Möglichkeit zur Entwicklung von Zwangssymptomen entsteht erst in Zusammenhang mit der Trotzphase, die ja Ausdruck derjenigen psychischen Entwicklung ist, die das „Ich" von der Umwelt absetzt und Auseinandersetzungen mit der Umwelt und die Gewissensbildung ermöglicht. Angstsymptome können schon im Säuglingsalter auftreten, meistens erst in der Zeit des „Fremdens". Ein Verlust des logischen Denkens kann erst erfolgen, wenn das logische Denken einmal eingesetzt hat, im großen ganzen also frühestens kurz vor Eintritt ins Schulalter.

Das Alter färbt Symptome oft in typischer Weise, auch wenn die Ursache der Störung die gleiche bleibt. So bieten z. B. dysphorische Verstimmungen im Säuglingsalter das Bild des „bösen", d. h. reizbaren, affektiv stark reagierenden Säuglings. Später manifestieren sie sich oft in der Form besonders starker Trotzreaktionen, um sich noch später zu einem ruppig-gereizten Verhalten des älteren Kindes zu entwickeln.

Die Wahl der Symptome reift zusammen mit dem Kind. Die Störung drückt sich jeweils dem Alter des Kindes entsprechend aus. Ein Symptomwechsel deutet daher nicht unbedingt auf eine beginnende Verarbeitung eines Konfliktes oder aber auf eine Verschlechterung der Störung hin. Umgekehrt allerdings beweist ein Fortbestehen eines Symptoms nicht, daß das Kind in seiner ganzen Entwicklung stehen geblieben ist. Oft entstehen bei Kindern unter der Last eines Konfliktes aber Verhaltensweisen oder einzelne Symptome, die Verhaltensweisen entsprechen, wie sie bei jüngeren Kindern typisch sind. Besteht ein kleinkindliches Symptom weiter, so handelt es sich um eine Retardation, tritt es erneut auf, so liegt eine Regression vor. Bei einem organischen Abbau finden wir ebenfalls ein Stehenbleiben bzw. eine Verlangsamung der Symptomentwicklung oder sogar ein Zurückgehen der Symptomatik auf eine frühere Stufe. Es handelt sich dabei um eine organisch bedingte Retardation, im zweiten Fall um eine Demenz.

Ein Symptomwandel kann aber nicht nur durch die Reifung der Psyche erfolgen. Oft bewirken Umwelteinflüsse, z. B. erzieherische, einen Symptomwandel, der nicht selten von der Umwelt als Besserung oder wenigstens als pädagogischer Erfolg interpretiert wird, während sich in Tat und Wahrheit nur ein Symptom der Störung, nicht aber diese an sich gebessert hat. Unter Umständen können erzwungene Symptomänderungen zu einer Verschlechterung des psychischen Gesundheitszustandes führen.

So sind Symptome oft als Retardation der psychischen Entwicklung, also eine Unreife, oder als ein Zurückfallen auf frühere Verhaltensweisen zu bezeichnen. Andere Symptome sind hingegen von der Umgebung übernommen: es handelt sich um *induzierte Symptome,* die auch bei Erwachsenen vorkommen (z. B. als „folie à deux"), bei den Kindern aber infolge ihrer größeren Abhängigkeit vom Erwachsenen besonders oft zu beobachten sind.

Das Benehmen des Menschen ist von seiner Umgebung stets stark abhängig. Dies ist eine Voraussetzung des geselligen Zusammenlebens überhaupt. Ein selbstverständliches Angepaßt-Sein ist eines der Zeichen der Normalität. Auf der andern Seite ist der Erwachsene aber auch fähig, sich bewußt und willentlich in seinem Benehmen von den andern zu unterscheiden und nicht einfach imitierend angeglichen zu sein. Dies gelingt ihm um so besser, je weniger er Massenmensch ist, je selbstsicherer und selbständiger er ist, d. h. je eher er über eine eigene Persönlichkeit verfügt. Es gelingt ihm schließlich, sich aus äußeren Gründen nötigenfalls, z. B. um nicht Anstoß zu erregen oder aus Taktgefühl, oberflächlich anzupassen und dabei aber innerlich am Benehmen seiner mitmenschlichen Umwelt nicht eigentlich teilzunehmen. Je jünger das Kind ist, desto schlechter kann es sich in dieser Hinsicht der Umwelt entziehen. So ist z. B. die Stimmung eines gesunden Säuglings so gut wie immer die der ihn betreuenden Mutter. Aufgeregte, selbstunsichere Mütter haben ängstliche, nervöse Kinder. Viele Kinder sind ängstlich, nicht weil sie Schlimmes erfahren haben, sondern weil die Mutter ängstlich besorgt ist, ihnen Schlimmes fern zu halten. Die Erwartungsangst der Mutter wird vom Kleinkind zwar nicht bewußt erkannt, aber sie wird miterlebt. Das Milieu induziert den affektiven Zustand und das Verhalten eines Kindes weitgehend. Während sich Erwachsene über die eigentliche affektive Situation einer Familie oft leicht täuschen lassen und nicht ahnen, was sich hinter der Fassade verbirgt, so leben und erleben die Kinder — je jünger um so stärker — hinter der Fassade. Im Gegensatz zu den Erwachsenen sind sie aber schlecht fähig, selbst eine Fassade zu bilden, und so zeigen sie unter Umständen die eigentliche innere Situation der Familie. Sie reagieren auf Spannungen zwischen Eltern, auf ihre Unsicherheit und Nervosität, und seien diese noch so gut verborgen. Allerdings erkennen sie sie nicht bewußt. Umgekehrt fühlen sie sich dann geborgen, wenn sie die Sicherheit und Zufriedenheit der Eltern erleben. Die Entwicklung des kindlichen Charakters hängt von derartigem identifizierenden Miterleben wesentlich mehr ab als von allen beabsichtigten Erziehungsmaßnahmen, die sich im großen ganzen doch vor allem an die Fassade und nicht an den Kern des Menschen richten. Der gute Erzieher wirkt weniger durch seine Methoden und erzieherischen Anordnungen, Gebote und Verbote als durch seine Persönlichkeit und sein Vorbild.

So sind die Kinder mit ihren Störungen oft in erster Linie ein Hinweis auf die Störungen in ihrer nächsten menschlichen Umgebung. Diese Störungen können von den Erwachsenen unter Umständen ertragen werden, ohne daß sie offensichtlich krank machen; beim Kinde können sie aber zu krankhaften Symptomen führen. So kann z. B. eine Mutter aus neurotischen Gründen eine unheimlich tüchtige und ständig putzende Hausfrau sein, die dem Ideal der Hausfrau sogar sehr nahe kommt, bei ihrem Kinde aber eine schwere Störung der Realitätsbeziehung verursachen und z. B. eine Zwangsneurose bewirken. In diesem Fall trägt und zeigt dann das Kind die verdrängte oder angepaßte Symptomatik der Mutter. Nicht selten werden auch Verhaltensstörungen bei einem Kinde als krankhaft empfunden, obwohl es nur das tut, was der Vater oder die Mutter zu Hause auch tun. Mancher Erwachsene gilt in der Gesellschaft nur darum als unauffällig, weil es sich seine Verhaltensstörungen nur dort gestattet, wo sie die Außenwelt nicht sehen kann, z. B. im engen Kreise seiner Familie. Im Gegensatz zu diesem aber ist das Kind nicht fähig, seine Störungen nur in der eigenen Familie zu zeigen, und beispielsweise nicht auch in der Schule. Dies gilt z. B. für aggressive, „bösartige" Kinder, die die einer weiteren Umgebung verborgenen Aggressionen des Vaters zuhause erleben. Es wird aber nicht nur der Lebensstil und die gesamte innere Familiensituation miterlebt. Oft werden auch einzelne Symptome von den Erwachsenen, meistens unbewußt und oft sogar gerade weil die Eltern das Auftreten derartiger Symptome befürchten, provoziert. Manchmal zeigt ein Kind Symptome und ermöglicht gerade so seiner Mutter oder seinem Vater ein Leben ohne diese Symptome. Das Kind lebt so unter Umständen die nicht gelebte Seite der Mutter oder des Vaters. Oft bewirken auch der Wirklichkeit nicht angepaßte Wünsche der Eltern krankhafte Symptome beim Kind. Der Wunsch, anstelle einer Reihe von Knaben auch ein Mädchen zu haben, kann z. B. bei einem Knaben ein transvestitisches Verhalten provozieren, das zwar bewußt von den Eltern oder einem Elternteil abgelehnt wird, unbewußt aber immer wieder ermuntert und genährt wird. Unterdrückte Neigungen der Eltern, die als böse verdrängt werden, brechen bei den Kindern durch, entsprechend dem Spruch: „Pfarrers Kind und Müllers Vieh gedeihen selten oder nie." Besonders schwere induzierte

Störungen treten manchmal bei psychotischen Eltern auf, mögen diese äußerlich noch so geordnet sein. Im Einzelfalle ist es dabei meistens schwer zu entscheiden, ob die Störung beim Kinde wirklich nur induziert ist oder schon Symptom der gleichen Psychose beim Kind. Zu solchen Störungen gehören z. B. wahnhafte Vorstellungen, Verfolgungsängste, krankhaftes Sozialverhalten (z. B. Mißtrauen) und vieles andere mehr. So wagte ein achtjähriger Knabe nicht allein in den Wald zu gehen. In Begleitung schaute er ängstlich hinter jeden Baumstamm, weil er fürchtete, überfallen zu werden. Seine Mutter litt an einem chronischen Verfolgungswahn, den sie auch vor ihm unzählige Male geäußert hatte.

Die Behandlung induzierter Störungen bietet oft enorme Schwierigkeiten. Oft handelt es sich ja um Symptome, die Teil eines Familienstils sind und innerhalb der Familie als normal erlebt oder wenigstens bagatellisiert werden. Ihre Krankhaftigkeit fällt nur der äußeren Welt und nicht den Eltern auf. In der Regel ist zwischen drei Möglichkeiten zu wählen: Behandlung des Kindes, Behandlung der Eltern oder Versetzung des Kindes in eine andere Umgebung, die unter Umständen durch eine Psychotherapie ergänzt werden muß. Diese Möglichkeiten sind oft sehr schwer und manchmal gar nicht zu realisieren: Die krank-machenden Eltern widersetzen sich einer Wegnahme, weil damit das zwar kranke aber doch erträgliche Gleichgewicht innerhalb der Familie gestört wird und die Symptomatik sozusagen ein anderes Familienmitglied bedroht, wenn das Kind fort ist, sei es ein anderes Kind oder aber Vater oder Mutter. Dies zeigte sich bei der Behandlung eines vierjährigen Mädchens, das im Laufe des Jahres immer weniger aß, sich nur noch durch ganz besondere Speisen zum Essen bewegen ließ und schließlich auch diese nicht mehr annahm. Es wurde in eine kinderpsychiatrische Klinik versetzt, wo es schon am ersten Tag enorm viel aß, um bald ein normales Verhalten beim Essen zu zeigen. Dafür allerdings begann nun die sechs Monate alte Schwester der Patientin, die Nahrung zu verweigern. Sie mußte bald als Notfall in die gleiche Klinik versetzt werden und bereitete dort von Anfang an keine Schwierigkeiten. Die Schwierigkeiten verlagerten sich nun, allerdings in anderer Gestalt, auf die Mutter, die starr depressiv wurde und langsam in einen katatonen Zustand zu gleiten drohte. Dies veranlaßte den Vater, seine beiden Kinder nach Hause zu holen, worauf sich der Zustand der Mutter sehr rasch normalisierte. Der Säugling gedieh weiter. Doch das ältere Mädchen begann sehr bald wieder, das Essen am Tisch zu verweigern und wurde erneut zum Sorgenkind. Es gedieh aber körperlich trotzdem, da es zwar am Tisch tatsächlich kaum mehr Speisen zu sich nahm, dafür aber täglich mehrmals mit der Puppe „Essen“ spielte, wobei die Puppe sich weigern mußte zu essen und die Patientin an ihrer Stelle das Essen einnahm, wie es die Patientin vor der Einweisung in die Klinik von ihrer Mutter gesehen hatte.

Es stellte sich nachträglich heraus, daß die Mutter sich schon mit 17 Jahren ausgemalt hatte, wie sie sich einmal umbringen werde, indem sie das Essen verweigern würde und daß sie mit 20 Jahren einen schizophrenen Schub durchgemacht hatte, in dem sie wegen Nahrungsverweigerung künstlich ernährt werden mußte. — Die Behandlung des krankmachenden Elternteils ist oft nicht weniger schwierig zu bewirken: Sehr oft befindet sich der psychische Zustand des Erwachsenen in einem gewissen Gleichgewicht. Eine Behandlung kann unter Umständen zu einer starken Verschlimmerung führen, d. h. die Störung aktualisieren. Dies ist allerdings eine für die Behandlung des Patienten an sich meistens erwünschte und nicht selten notwendige Erscheinung. Doch kann ein derartiger Ausbruch natürlich für die Familie zu schweren Folgen führen, die sich auch auf das die Symptome tragende Kind auswirkt. Eine psychotherapeutische Behandlung des Kindes allein ist wiederum aus andern Gründen problematisch: Einmal wird dabei versucht, während weniger Stunden in der Woche den Einfluß des täglichen Zusammenlebens mit der Familie zu verändern. Auf der andern Seite werden Veränderungen des Kindes von der kranken Umgebung als Beunruhigung und oft als Bedrohung empfunden. Der — oft unbewußte — Widerstand gegen die Behandlung ist dementsprechend groß, und die Therapie wird oft bald abgebrochen. Manchmal und keineswegs immer unbewußt, setzen die Eltern alles ein, die Behandlung zu sabotieren, weil eben das krankhafte Symptom des Kindes innerhalb der Familiengemeinschaft einen Zustand schafft, der noch am besten zu ertragen ist. Gelegentlich kann die Situation am ehesten beherrscht werden, wenn gleichzeitig der kranke Elternteil und das kranke Kind behandelt werden (je nachdem vom gleichen oder zwei verschiedenen Therapeuten) oder wenn man versucht, die ganze Familie zusammen — dann meistens nicht im Sinne einer klassischen Psychoanalyse — zu behandeln. So kommt der Therapeut oft dazu, mangels anderer Möglichkeiten rein dämpfend (z. B. medikamentös) vorzugehen oder aber dem Kinde die Möglichkeit zu verschaffen, wenigstens eine oder einige Stunden der Woche in einem entspannten Milieu, dem die krankmachenden Faktoren fehlen, zuzubringen, z. B. indem er mit dem Kinde bastelt oder Spiele macht und sich hütet, die den Störungen zurgrunde liegende Problematik auch nur zu berühren, solange der Patient nicht von sich aus auf die Probleme zu sprechen kommt.

Interpretation des Symptoms

Dem Bedürfnis, Symptome zu deuten, liegt das allgemeine Kausalitätsbedürfnis des Menschen zu Grunde. Er will vorerst Unbekanntes, Fremdes und Befremdendes Bekanntem zuordnen und es so „verstehen". Die Umgebung will wissen, warum gewisse Symptome auftreten und was sie bedeuten. Zur Deutung sind verschiedene Fragestellungen tauglich. Sie beeinflussen das Ergebnis der Deutung hochgradig. Das erklärt viele Widersprüche zwischen den Theorien verschiedener Schulen. Widersprüchliche Deutungen schließen sich oft nicht gegenseitig aus; sie ergänzen sich vielmehr. Schon aus diesem Grunde gibt *eine* Deutung so gut wie nie die ganze Wahrheit, sondern nur eine beschränkte. Bei der Deutung spielt die Persönlichkeit des Deutenden einen große Rolle. Die Umwelt des psychisch gestörten Kindes will zwar bewußt so gut wie immer die „objektive" Wahrheit, die allerdings oft bloß in der Bestätigung der eigenen Auffassung erwartet wird. Unbewußt spielen bei der Frage nach Sinn und Kausalität aber viele andere, eben subjektive, Motive eine große Rolle. Zu diesen gehören vor allem unbewußte Schuldgefühle und die Tendenz, diese anhand der Deutung je nachdem zu bestätigen oder aber aufzuheben. Es wird bei jeder Interpretation mehr oder weniger vom Deutenden projiziert, also hineingedeutet. Die Zustimmung vieler zu einer Deutung ändert daran nicht das geringste. Tatsächlich können Deutungen die Umwelt entlasten und entspannen oder aber ein Verhalten der Umwelt provozieren, das die bisherigen Störungen noch weiter verstärkt. Allerdings wird nicht jede Deutung, die z. B. den Vater oder die Mutter mit Schuld belastet, zu einer Verschlechterung führen. Sehr oft gelingt es den Eltern, die Tatsache, daß sie die Ursache der psychischen Störung beim Kinde sind, anzunehmen und so ihr Verhalten zum Kinde zu dessen Gunsten zu verbessern. Andere hingegen reagieren gerade auf eine treffende Deutung umgekehrt. Indem sie sich und den Mitmenschen ihre Unschuld beweisen wollen, provozieren sie beim Kind eine Verschlimmerung.

An sich läßt sich nicht vermeiden, daß bei jeder Deutung irgendwie Subjektives mitspielt, auch wenn sie vom Psychiater gegeben wird. Die Deutung des Arztes hat ja nicht nur akademischen Charakter, sondern als Ziel die Heilung oder Besserung des krankhaften Zustandes. Praktisch heißt das, daß das wesentliche Kriterium der „guten" Deutung weniger ihre Objektivität und Wissenschaftlichkeit ist, sondern ihre heilende Funktion. Je nach der Situation des Kindes, seiner Erzieher und des Arztes müssen daher unter den vielen Möglichkeiten die wenigen ausgesucht werden, die geeignet sind, die Störung des Patienten so zu erfassen, daß ihm geholfen werden kann. Je nachdem gibt einmal dieser, ein andermal jener Standpunkt eine befriedigende Antwort auf die Frage nach dem Wesen des Symptoms.

Entsprechend der unübersehbaren Zahl von Ausgangspunkten und Fragestellungen kann im folgenden natürlich nur auf einige spezielle Deutungen eingegangen werden. Zu diesen gehört die Frage nach der organischen Ursache der Störung, die dem Untersucher um so näher liegt, je mehr er dem Körperlichen, dem Materiellen Gewicht beilegt. Auf Grund dieser Fragestellung kann ein Hirnschaden diagnostiziert, vermutet oder ausgeschlossen werden. Sie sagt aber naturgemäß nichts aus über die Psychogenese einer Störung. Die Diagnose z. B. eines Hirnschadensyndroms erklärt gewisse Symptome sehr gut und öffnet unter Umständen auch den Weg zu einer erfolgreichen Behandlung, sei sie nun materialistisch-naturwissenschaftlich (also medikamentös oder operativ) oder erzieherisch-führend. Die Frage nach der Psychogenese wiederum beantwortet die Frage nach dem Vorliegen einer organischen Hirnstörung nicht. Es ist daher aus Gründen der intellektuellen Erfassung sowohl wie aus therapeutischen Gründen richtig, beide Fragestellungen im Auge zu behalten.

Einer weiteren Fragestellung liegt mehr eine vergleichend-psychologische Auffassung zugrunde. Sie kümmert sich um die Erscheinung, die sich sowohl beim Menschen wie beim Tier mehr oder weniger gleich finden lassen und interpretiert im Sinne der modernen Tierpsychologie. Auch die Entwicklungspsychologie kann Wesentliches zum Verständnis eines Symptomes oder eines krankhaften Zustandes beitragen.

Ein Versuch, neuropsychologische Vorgänge zur Erfassung psychischer Störungen, auch psychogener, zu verwenden, führt zur Lehre vom bedingten Reflex, von der Konditionierung und De-Konditionierung. Auch von diesem Gesichtspunkt aus lassen sich viele Symptome verstehen und Möglichkeiten zur Behandlung finden (Verhaltenstherapie).

Lohnend kann auch die Frage nach dem Aufforderungscharakter der Umgebung gegenüber, der einem Verhalten oder einem Symptom zugehört, sein. Es zeigt sich, daß viele Symptome und Verhaltensweisen einen Versuch darstellen. Liebe der Mitmenschen zu provozieren und so Geborgenheit zu erlangen, während sie tatsächlich zu Ablehnung, Abwehr oder Strafe auffordern. Mit der Frage nach dem Aufforderungscharakter eines Symptoms eng verbunden ist auch die Frage nach dem Gewinn, den ein Patient aus seiner Störung zieht. Objektiv scheinen dabei der Krankheitsgewinn einerseits und das Leiden anderseits in einem grotesken Mißverhältnis zu stehen. Der subjektive Wert eines Gewinns kann aber wesentlich größer, der subjektive Wert eines Verlustes wesentlich kleiner sein, als es nach allgemeinen („objektiven") Gesichtspunkten zu erwarten wäre.

Fragestellungen, die jenseits des Bereiches der medizinischen Psychologie stehen, so z. B. moralisch und religiös bedingte, sind an sich natürlich nicht weniger berechtigt als die medizinischen. Sie tragen allerdings zur ärztlichen Erfassung eines Zustandes nicht bei und werden daher hier auch nicht diskutiert. Sie spielen aber bei der Behandlung eines psychisch gestörten Kindes bewußt und unbewußt eine große Rolle, einmal im positiven, ein andermal im negativen Sinne. Auf jeden Fall ist es unumgänglich, daß der Arzt derartige Faktoren, die nicht nur beim Kinde und seinen Erziehern sondern auch bei seinen Handlungen mitspielen, berücksichtigt und seine Behandlung entsprechend modifiziert.

Gruppierung der Symptome

Obwohl im folgenden auf einige wichtige Symptome eingegangen wird, darf daraus niemals der Schluß gezogen werden, es gäbe Störungen beim Kinde, die sich nur in einem einzigen Symptome ausdrükken, während das Kind im übrigen von der Störung nicht berührt sei. Es steht vielmehr beim Kind sehr oft ein auffallendes Symptom im Vordergrund, das durch seine Besonderheit der Umgebung als besonders krankhaft oder besonders störend auffällt. Wenn oft bei der Besprechung eines Einzelsymptoms auf Behandlungsmöglichkeiten hingewiesen wird, so will das in keiner Weise heißen, daß es nur darauf ankomme, ein *Symptom* zum Verschwinden zu bringen. Man behandelt weder ein Symptom noch eine Krankheit, sondern immer nur den kranken Menschen. Wenn sich die Behandlung scheinbar gegen ein bestimmtes Symptom richtet, so ist sie trotzdem nur dann erfolgreich, wenn der ganze Mensch behandelt wird. Sonst müßte z. B. die Behandlung des Bettnässens mit einer Bettnässerklemme – wie sie früher üblich war – befriedigen. Auf der andern Seite gibt das Vorliegen eines bestimmten Symptoms aber häufig wesentliche Hinweise auf die ganze Problematik des Kindes. Auf diese muß je nachdem eingegangen werden, oder aber sie muß unterdrückt werden. Begreiflicherweise liegt es dem kindlichen Patienten und seinen Eltern nahe, das vordergründige Symptom behandeln zu lassen. Verschwindet es, so wird nicht bloß das Vertrauen von Patient und Eltern in den Arzt gestärkt, was der weiteren Behandlung zugute kommen kann. Es wird aber darüber hinaus auch das Milieu beeinflußt, und zwar oft entscheidend. Gelegentlich verhindert aber gerade eine Symptomheilung eine Weiterführung einer nötigen Therapie.

Die Tatsache, daß ein bestimmtes Symptom sich mit dieser, ein anderes mit jener Fragestellung besser erfassen bzw. verstehen läßt, verhindert eine Systematik des Symptoms nach einer einzigen Konzeption. In gleicher Weise wirkt die Gegebenheit, daß ein- und dasselbe Symptom bei verschiedenen Patienten und je nach seiner Kombination mit andern Symptomen keineswegs immer gleich interpretiert werden darf, auch wenn die Fragestellung gleich bleibt.

Der Versuch einer Systematik der Symptome nach einem einzigen Kriterium oder einer einzigen Fragestellung ist daher zum Scheitern verurteilt. Wenn im folgenden einzelne wichtige Symptome kommentiert werden, so ist ihre Reihenfolge und Gruppierung weitgehend willkürlich. Beide könnten durch eine große Zahl anderer Reihenfolgen ersetzt werden, ohne daß aber die eine oder andere „richtiger" wäre.

Die hier verwendete Einteilung führt zu folgender Gruppierung:

a) Störungen der Grundstimmung und des Affekts
b) Störungen des Antriebs und einzelner Triebe
c) Störungen des Sozialverhaltens
d) Depersonalisationssymptome

Depression

Wie schon früher gesagt wurde, sind depressive Psychosen bei Kindern sehr selten, aktuelle, oft chronische, Depressionen sehr häufig. Die Symptomatik unterscheidet sich dabei oft von der der Erwachsenen. Depressive Kinder können zwar bedrückt, passiv und resigniert wirken und ihrer Trauer offen Ausdruck geben. Sehr oft aber verbirgt sich die Depression hinter eine Fassade von Gleichgültigkeit und Faulheit, die als Abwehrmechanismus eine schützende Abschirmung vor der unerträglichen Umwelt bieten, aber häufig gleichzeitig falsche und die Depression steigernde Erziehungsmaßnahmen provozieren. Aber auch andere Bilder können durch die Depression bewirkt werden, so z. B. eine ständige Gereiztheit und Bereitschaft zur Aggressivität, beides ebenfalls Abwehrmechanismen, und beide Reaktionen der Umwelt provozierend, die die Depression nicht zu beheben imstande sind. Die Aggressivität kann dabei offen und direkt sein (und z. B. als Frechheit imponieren). Sie ist aber häufiger versteckt und wirkt feig und hinterrücks. Gelegentlich verüben depressive Kinder auch boshafte Streiche, Reaktionen der subjektiv bösen Umwelt gegenüber. Zu diesen gehören vor allen Dingen zerstörerisches Verhalten, das manchmal infolge einer Raffiniertheit der Ausführung den Eindruck ganz besonderer Boshaftigkeit erweckt. So begab sich ein von seinen Großeltern lieblos und überstreng erzogener achtjähriger Knabe heimlich in tiefster Nacht in den Garten, riß frisch gepflanzte Rosenbäumchen, an denen der Großvater besonders große Freude hatte, aus, schnitt die Wurzeln weg und setzte sie wieder ein, um sich in den folgenden Tagen an deren Absterben und an der Trauer des Großvaters über deren Verlust zu weiden.

Die Behandlung der kindlichen Depression ist vielfältig. Unter Umständen ist es möglich, die Ursache zu beseitigen. Weit häufiger ist es nötig, dem leidenden Kind zu zeigen, daß man seine Sorgen und Nöte kennt und sie als solche anerkennt und nicht verniedlicht. Das depressive Kind erlebt das Schweigen der Erwachsenen über die Ursache seiner Depression oft als Gleichgültigkeit und Teilnahmslosigkeit, das Gespräch darüber aber als eine Teilnahme. Antidepressiva haben sehr oft besonders bei chronischen Aktual-Depressionen einen erstaunlichen Erfolg. Es empfiehlt sich, bei passiv-resignierten Kindern aktivierende, bei gespannt-gereizten Kindern — wenigstens zum Beginn der Behandlung — dämpfende Mittel anzuwenden.

Angst

Die Angst ist ein häufiges Symptom psychischer Störungen beim Kinde. Selbstverständlich ist Angst an sich nicht krankhaft. Entsprechend der großen Abhängigkeit des Kindes vom Milieu und seiner äußerst großen Empfindlichkeit, mit der besonders das noch kleine Kind auf die psychische Situation der ihm nahestehenden Erwachsenen reagiert, finden wir beim Kind oft eine induzierte Angst. In der Regel haben ängstliche Mütter auch ängstliche Kinder, und eine angstgeladene Atmosphäre versetzt ein kleines Kind in Angst, auch wenn es über die Ursache der Angst seiner erwachsenen Beziehungspersonen nichts weiß. Auf der andern Seite scheint es, daß konstitutionelle Momente wesentlich die Angstbereitschaft bzw. die Ängstlichkeit des Menschen beeinflussen.

Angst ist dann als pathologisch zu bezeichnen, wenn sie der äußeren Situation nicht adäquat ist. Eine chronische adäquate Angst, die in ungünstigen Verhältnissen (Familie, Schule, Heim) oft vorkommt, ist an sich normal. (Pathologisch ist das Milieu). Sie kann aber, wie jede dauernde Spannung, zu krankhaften zusätzlichen psychischen und psychosomatischen Störungen führen, so z. B. zu einer Leistungsschwäche in der Schule, zu einer dauernden nervösen Spannung mit allgemeiner Unsicherheit und allgemeiner Angstbereitschaft, zu Sprachstörungen (vor allem Stottern oder gepreßte Sprache) und zu einer Reihe weiterer Symptome, die Ausdruck der generalisierten inneren Spannung sind.

Unter die normale Angst ist vielleicht auch der *Pavor nocturnus*, das nächtliche Aufschreien aus Angst des Kleinkindes zu rechnen, vorausgesetzt, daß er nur gelegentlich auftritt. Er ist sehr häufig. Seine Ursache ist nicht sicher bekannt. Vielleicht handelt es sich um eine Angst in Zusammenhang mit der Emanzipation von den Eltern.

Die krankhafte, für die äußere Situation inadäquate Angst kann sehr verschiedene Ursachen haben. Sie kann einmal aus einer chronischen adäquaten Angstsituation heraus im Sinne eines bedingten Reflexes entstanden sein. Meistens drückt sie sich in einer *allgemeinen Angstbereitschaft* aus, die sich je nachdem nur bei bestimmten äußeren Konstellationen, z. B. Fernsein der Mutter, bei Prüfungen usw. zur Angst verdichtet. Eindrückliche, der Situation angemessene (also normale) Angsterlebnisse können unter Umständen zu schweren Störungen führen, wenn sie einen an sich vorhandenen psychischen Konflikt oder eine Spannungssituation verstärken und damit die normale Angstverarbeitung unmöglich wird. Sie können z. B. eine latente Verunsicherung bestätigen und so eine an sich noch tragbare innere Angstbereitschaft für mehr oder weniger lange Zeit aktivieren. Häufig aber reagiert das angstbereite Kind mit Angst auf jede unerwartete, plötzlich auftretende Veränderung des Milieus, die bei einem andern Kinde noch nicht Angst verursachen würde. Eine an sich normale Angst entsteht beim Menschen, wenn eine bekannte Gestalt in unerwarteter Weise plötzlich so verändert wird, daß sie gleichzeitig zwar noch vertraute Charakteristiken beibehält, aber doch etwas ganz anderes geworden ist. Schon geringe Veränderungen können unter Umständen bei einem sensiblen und an sich unsicheren Kinde schwere Angstreaktionen auslösen. Es handelt sich dabei um eine Angst, die mit der aus der Verhaltensforschung bekannten „Gespensterwirkung" verglichen werden kann. Tiere reagieren mit Panik, wenn an einem geläufigen Auslöserschema wichtige Einzelheiten verändert werden. In gleicher Weise kann ein Kleinkind reagieren, wenn es z. B. nach einem längeren Spitalaufenthalt erstmals wieder sein Zimmer betritt, in dem unterdessen die Stellung der Möbel verändert wurde oder einzelne Möbelstücke durch andere ersetzt worden waren. Ähnliche Ursachen scheint das „Fremden" des Kleinkindes zu haben.

In einem gewissen Gegensatz zu dieser Angst stehen die *Phobien*, die sich entweder auf scharf umrissene äußere Situationen beziehen oder aber durch ganz bestimmte Objekte ausgelöst werden, z. B. durch bestimmte Tiere, Töne, räumliche Situationen (geschlossene Zimmer, Brücken), sei es durch deren direkte reale Wahrnehmung, sei es, daß sie bloß erwähnt werden oder daß sich die Erinnerung an sie plötzlich aufdrängt. Es kann sich dabei um Reaktionen auf ein Objekt handeln, das einmal tatsächlich Bedrohung erleben ließ und dessen erneutes Erscheinen Angst als bedingten Reflex auslöst. Sehr häufig allerdings erlebt das Kind derartige Ängste nicht, weil es vom Angstobjekt tatsächlich einmal bedroht war, sondern weil es erlebte, daß das Objekt bei einem normalerweise Schutz gebenden Erwachsenen (z. B. der Mutter) Angst auslöste und das Kind so die Angst infolge der Abhängigkeit von dieser Person und infolge seiner Identifikation miterlebte und gleichsam lernte, sich vor dem (objektiv nicht bedrohenden) Objekt zu fürchten. Es handelt sich dabei um eine Symptomtradition, deren Ursprung unter Umständen nicht in einem unmittelbaren Erlebnis des Erwachsenen zu suchen ist, sondern in der ganzen Gesellschaft. Als Beispiel sei die sogen. „angeborene Angst" vor Schlangen erwähnt. Phobien auslösende Gegenstände können aber auch darum wirksam sein, weil sie etwas assoziieren und somit erneut erleben lassen, was früher einmal dem Kinde bedrohlich schien. So kann ein Panik auslösendes Objekt oder eine Situation etwas symbolisieren, das Angst macht. Ein geschlossener Raum, in dem sich ein Kind aufhält, kann z. B. Isolierung und Verlassenheit erleben lassen. — Wesentliche Ursachen der Angst sind aber auch verdrängte Aggressionen und verdrängte Schuldgefühle. Sie sind die häufigsten Ursachen neurotischer Angst, die sich wiederum je nachdem nur auf bestimmte Situationen oder Personen beziehen kann oder eine allgemeine Angsthaltung bewirken. So sind z. B. Ängste um Vater und Mutter während deren Abwesenheit recht häufig. Sie können verursacht werden durch verdrängte Haßgefühle, Eifersucht und Ähnliches.

Angst kann aber auch ein Symptom einer Hirnstörung sein. Sie kann dabei primär bedingt sein und bleibt so für den Patienten und seine Umgebung unerklärlich und ist oft inhaltslos. Manchmal scheint es sich dabei auch um eine Angst vor der eigenen Impulsivität zu handeln, die das Kind immer wieder in Schwierigkeiten bringt, sobald sie nicht unterdrückt werden kann. So litt ein achtjähriger Knabe mit einem Hirnschaden an sehr schweren Angstzuständen, die mit sich ihm aufdrängenden Weltuntergangsphantasien verbunden waren. Eine intensive heilpädagogische Betreuung in einem Heim und eine gleichzeitig durchgeführte Psychotherapie ließen diese Angst verschwinden. Gleichzeitig aber trat nun eine sehr starke impulse Aggressivität auf, in der er andere Kinder überfallsmäßig und ohne Provokation beim Spielen anfiel, ihre Spielsachen zerstörte und sich so der Rache der Angegriffenen aussetzte, was ihm erneut große Ängste verursachte. Die therapeutischen Bemühungen hatten also nicht mehr bewirkt als eine Verschiebung der Angst von innen nach außen. — Oft ist sie aber sekundär Folge des Versagens eines Kindes mit organischer Hirnstörung, Folge einer Überforderung oder aber Effekt der durch die Hirnstörung bedingten Hilflosigkeit, z. B. in Dämmerzuständen, in denen die Umwelt vom Patienten nicht mehr normal faßbar ist und die Erinnerungen und Formen zerfallen. In ähnlicher Weise mit Angst reagieren Patienten oft auch auf einen Persönlichkeitszerfall im Beginn einer schizophrenen Psychose.

Die Angst der Kinder wird oft von der Umgebung falsch behandelt, und durch ihre Reaktionen werden Ängste noch verstärkt und chronifiziert. Während den Mädchen meist eine realative hohe Angstbereitschaft zugebilligt wird, werden Knaben mit Angst entsprechend dem heroischen Männerideal unserer Gesellschaft, die das Fehlen von Angst falscherweise mit Mut gleichsetzt, überfordert, ausgelacht und damit in die Isolierung und verstärkte Angst gedrängt. Die Angst wird daher besonders von Knaben oft unterdrückt oder wenigstens nicht gezeigt. Je nachdem bieten solche Kinder ein betont aggressives Verhalten, manchmal auch eine hinterhältige Aggressivität. Andere verstecken sich und ihre Angst hinter einer Fassade von

Gleichmut, Gleichgültigkeit und Indolenz, beides Verhaltensweisen, die das Milieu kaum zu einem Verhalten auffordern, das dem Kinde hilft, die Angst zu bekämpfen. Umgekehrt wird aber oft auch Angst demonstriert, wenn ein Kind gewohnt ist, so Schwierigkeiten aus dem Wege gehen zu können.

Die *Behandlung* der Angst ist natürlich abhängig von ihrer Entstehung. Sie hat sich wenn möglich gegen die Ursachen zu richten. Oft genug ist dies – meistens aus äußeren Gründen – unmöglich, so daß nur das Symptom behandelt werden kann. Dies kann vor allem durch einen direkten liebevollen und Geborgenheit verschaffenden Kontakt mit einer vom Patienten als stark erlebten Person geschehen. Selbst wenn dieser Kontakt nur in Abständen und für kurze Zeit möglich ist, gibt man damit dem Patienten wenigstens die Möglichkeit, sich zeitweise in eine angstfreie Zone zu begeben, von der aus unter Umständen die übrige, Angst geladene Welt schrittweise erobert werden kann. Unter Umständen geben Gegenstände, die von dieser starken Person stammen, für die Zeit zwischen den Kontakten zu ihr Schutz im Sinne eines Amuletts oder eines Fetischs. Angst als Folge bedingter Reflexe kann durch Dekonditionierung bekämpft werden. Gelegentlich wird dies von willensstarken und entschlossenen Kindern spontan getan. Sie begeben sich regelmäßig soweit als möglich in eine Angst bereitende Situation und versuchen, diese Situation immer besser zu ertragen. Ängste verschwinden nicht selten, wenn man ihnen „in die Augen blickt", d. h. wenn man sich ihnen aussetzt, um zu erleben, daß sie sinnlos sind. So überwand ein 14jähriger Patient, der sich jede Nacht vor Gangstern fürchtete, die Angst, indem er so lange Kriminalromane las, bis er die Angst überwunden hatte. Eine derartige Desensibilisierung, vom Verhaltenstherapeuten sorgfältig durchgeführt, ist oft die beste Methode, wenn es sich darum handelt, Ängste zu überwinden, die an bestimmte Objekte gefunden sind, wie das vor allem bei Phobien der Fall ist. In ähnlicher Weise können Ängste psychotherapeutisch bekämpft werden, indem die Angst verursachenden Inhalte bildlich dargestellt werden und diese Figuren in einer Bilderserie oder in einer vom Kind erfundenen Geschichte oder aber durch direkte Handlungen gegen die Darstellung erledigt werden. – Die als inadäquat empfundene Angst beunruhigt die Umgebung oft stark. Daher wirken nicht selten auch Psychopharmaka, die vorerst einmal chemisch (aber auch suggestiv) zu einer Beruhigung des Kindes führen, günstig. Sie entspannen die Umgebung und durchbrechen so unter Umständen einen circulus vitiosus.

Antriebsarmut

Die Antriebsarmut wird von der Umgebung als Faulheit und Gleichgültigkeit erlebt und als Untugend taxiert. Sie kann je nachdem verschiedene Ursachen haben. Sie ist einerseits eines der typischen Symptome eines organischen Hirnschadens. Sie kann aber auch Ausdruck einer depressiv-passiven, resignierten Einstellung zum Leben sein und findet sich als solche oft bei von außen oder durch ihr eigenes Gewissen überforderten Kindern. Sie provoziert begreiflicherweise so gut wie immer erzieherische Maßnahmen, die sich gegen das Symptom richten und — nachdem „sowohl Güte wie Strenge" vergeblich versucht wurden — zur Feststellung kommen lassen, daß der Patient gleichgültig sei und alles wie Wasser an sich ablaufen lasse. Diese Art von Antriebsarmut ist eine Form der Abwehr gegen außen. Sie kann mit einer ausgesprochenen Kontaktstörung verbunden sein. Die Antriebsarmut kann schließlich auch Ausdruck einer Psychose sein, vor allem einer (beim Kinde seltenen) endogenen Depression. Eine besondere Form der Antriebsarmut findet sich bei schweren Trotzhaltungen. Sie wird aber subjektiv nicht als Passivität erlebt und ist mit einer starken inneren Spannung verbunden.

Die Behandlung hat sich weitgehend nach den Ursachen zu richten. Bei organisch bedingter Störung ist äußere Anregung, unter Umständen verbunden mit aktivierenden Medikamenten, manchmal wirksam. Manchmal aber führen sie leicht zu einer Irritation des Patienten, die sich ungünstig auswirkt. Ein vorsichtiges Abwägen der Maßnahmen ist daher von größter Wichtigkeit. Die Antriebsarmut als Reaktion auf Überforderung verlangt eine Entspannung des Patienten durch Verzicht auf die Überforderung und den Aufbau von für den Patienten erträglichen Forderungen.

Hyperthymie

Unter Hyperthymie ist eine Steigerung der Aktivität zu verstehen, die sich im Extrem bis zum Erethismus entwickeln kann. Sie ist bei Kindern sehr häufig. In ihren Ursachen steht sie der Apathie sehr nahe, wenn auch ihr Erscheinungsbild dieser entgegengesetzt ist. Sie ist also oft organisch bedingt, kann aber auch Folge einer psychogenen Spannung sein. Im allgemeinen neigen junge Kinder mit organischen Hirnschäden eher zum Erethismus als zur Antriebsarmut. Selbstverständlich kommen alle Zwischenstufen von der normalen Antriebshaftigkeit bis zum Erethismus vor, und es ist auch hier eine Ansichtssache, wo das Krankhafte beginnt. Man könnte beispielsweise behaupten, eine krankhafte Antriebssteigerung liege dann vor, wenn sie einerseits ein „normales" Milieu störe und andererseits die normale Entwicklung, auch die Schulbildung, wesentlich beeinträchtige. Wie die Antriebsarmut ruft auch die Hyperthymie nach Erziehungsmaßnahmen, die sie als vermeintliche Untugend zu bekämpfen versuchen. Die Antriebssteigerung des kindlichen Patienten ist aber meistens stärker als noch so gut gemeinter Zuspruch und noch so scharfe

Bestrafungen. Eine Umwandlung des gesteigerten Antriebs in eine gesteigerte Arbeitsleistung durch erzieherische Maßnahmen ist beim Kinde kaum je möglich.

Die Behandlung ist teilweise abhängig von der Ursache der Störung. Neben allgemeinen sedierenden Medikamenten und, bei der psychogenen Antriebssteigerung, der Milieusanierung, kommen vor allen Dingen auch Methoden aus dem Bereiche der Rhythmik in Frage.

Enuresis nocturna (Bettnässen)

Das Bettnässen (Enuresis nocturna) muß von einer rein körperlich bedingten Inkontinenz abgegrenzt werden. Es ist ein sehr häufiges und auch sehr störendes Symptom. — Im allgemeinen kann gesagt werden, daß ein normales Kind in der Regel nachts mit drei Jahren trocken ist. Näßt es länger, so handelt es sich um ein krankhaftes Symptom, das als primäre Enuresis bezeichnet wird. Tritt das Symptom erst auf, nachdem das Kind eine Zeitlang trocken war, handelt es sich um eine sekundäre Form der Enuresis Das erste Auftreten der sekundären Enuresis findet bei weitaus den meisten Patienten im vorschulpflichtigen Alter statt, allenfalls in den ersten Schuljahren. Besteht es noch in der Pubertät oder später, so handelt es sich so gut wie immer um ein Begleitsymptom einer schweren psychischen Erkrankung oder aber um eine körperlich bedingte Erscheinung (z. B. eine schwere organische Störung des Zentralnervensystems). Bei den meisten Patienten heilt die Enuresis früher oder später spontan ab, spätestens im Pubertätsalter. Nur ausnahmsweise bleibt sie darüber hinaus bestehen.

Die Ursachen des Nässens sind verschieden. Auf der einen Seite ist das Bettnässen familiär. Sehr häufig finden sich bei Bettnässern mehr oder weniger schwere Mißbildungen im Bereich der Harnwege, von denen ein großer Teil das Nässen allerdings nicht bedingen kann. Auch dann, wenn sie es zu verursachen scheinen, heilt eine Operation das Bettnässen lange nicht immer. Auch Anzeichen von Hirnstörungen im EEG und das Vorliegen einer Spina bifida occulta finden sich bei Enuretikern überdurchschnittlich häufig. Auf der andern Seite lassen sich bei Bettnässern sehr oft weitere psychische Symptome finden. Vor allem läßt sich oft eine große Schlaftiefe beobachten. Das Milieu ist sehr häufig gestört. Eine besondere Form des Bettnässens kommt bei retardierten oder schwachsinnigen Kindern vor, die entsprechend ihrer Entwicklungsstörung erst später als andere imstande sind, den Schließmuskel zu beherrschen.

Die leichteste Form des Bettnässens tritt als einfache psychische Reaktion auf, z. B. im Anschluß an die Geburt eines Geschwisters, auf einen Milieuwechsel (z. B. beim Eintritt in ein Kinderheim) oder auf andere erregende und den Kontakt zur Umwelt störende vorübergehende Vorkommnisse. Bei liebevollem, verstehendem Verhalten der Umgebung verschwindet dieses Nässen meistens sehr bald. Hält es länger an, so ist dies meistens eine Folge falschen Verhaltens durch die Umgebung, die bestraft anstatt daß sie den Kontakt verbessert, ein Verhalten, das auch heute noch außerordentlich häufig zu finden ist, auch bei berufsmäßigen Erziehern. Bei vielen Kindern ist Mangel an Geborgenheit die typische Ursache der Enuresis. Es scheint manchmal geradezu, wie wenn das feucht-warme Bett diesen Kindern eine Art primitiver Geborgenheit geben würde, die ihnen ihre Umgebung nicht vermittelt. Der Mangel an Geborgenheit kann aber auch durch ein an sich kontaktbereites, aber gespanntes Millieu verursacht sein. Die Spannung der Umgebung überträgt sich auf das Kind, setzt seine Geborgenheit herab und führt wohl auch zu einer vermehrten Spannung der Blasenmuskulatur und damit zu einer vorschnellen Entleerung. Dementsprechend findet sich oft ein vermehrter Harndrang auch am Tage, so daß die Zahlen der Miktionen tagsüber oft sehr hoch ist. Die körperliche Untersuchung ergibt dabei oft das Vorliegen einer psychogenen Mikroblase mit äußerst geringer Kapazität.

Die psychogene nervöse Spannung des Kindes kann natürlich viele Ursachen haben. Unter anderm kann sie auch durch falsche Methoden der Reinlichkeitserziehung verursacht werden. Die Spannung kann aber auch Folge einer echten Neurose sein.

Die Enuresis soll behandelt werden, obwohl sie meistens in der Pubertät ohnehin spontan heilt, nicht bloß weil sie die Mutter arbeitsmäßig und oft auch psychisch schwer belastet, sondern vor allem, weil das enuretische Kind, so „gleichgültig" es auch scheinen mag, oft schwer leidet. Die Behandlung des Symptoms kann entsprechend der Ursache auf sehr verschiedene Weise erfolgen. Wesentlich ist einerseits die Entspannung, anderseits die Kontaktpflege. Eine rein symptomatische Therapie kann die Umwelt unter Umständen so stark beruhigen, daß auch nach Abbruch der Behandlung kein Rückfall mehr auftritt. Die Behandlung durch einen Milieuwechsel von einigen Wochen (z. B. durch einen Spital- oder Heimaufenthalt) führt oft zu raschen Erfolgen, die aber meistens ebenso rasch einem Rückfall nach Versetzen in die alte Umgebung oder bei einer Verlängerung des Aufenthaltes weichen. Nächtliches Aufnehmen kann dann von Erfolg begleitet sein, wenn das Kind dabei tatsächlich aufwacht und nicht seine Miktion zwar am richtigen Ort aber schlafend verrichtet. Vielfaches Aufnehmen (von heroischen Eltern manchmal bis über zehnmal pro Nacht durchgeführt) führt zur Übermüdung der Eltern und oft auch des Kindes und so gut wie nie zu einer Heilung. Oft ist es nicht einmal imstande, wenigstens das Bett trocken zu halten. Hingegen sind oft einfache Maßnahmen erfolgreich, so z. B. eine warme Bettflasche, eine zeitlich ausgedehnte liebevolle und zärtliche Betreuung des Kindes beim ins Bett Gehen oder ein Nachtlicht. Auch „Sympathiemittel" aller Art sind oft wirksam, wenigstens wenn die Erwachsenen, die sie beim Kinde anwenden, daran glauben. Zu diesen sind viele Bettnässer-Medikamente, Behandlungen aus dem Bereiche der physikalischen Therapie (z. B. Elektrisieren), die Einnahme besonderer Nahrungsmittel (z. B. stark gesalzenes Butterbrot usw.) zu rechnen. Manchmal allerdings führen derartige Behandlungen zu Quälereien, die das Kind zusätzlich schädigen oder wenigstens plagen. Die Tatsache, daß der Bettnässer meistens besonders tief schläft und daß seine Blasenkapazität herabgesetzt ist, läßt oft auch eigentliche Medikamente, die die Schlaftiefe herabsetzen, können wirksam sein. Reduktion der eingenommenen Flüssigkeit (z. B. sogenannte Trockenkost) führt gelegentlich zu Erfolgen. Oft besteht ihr Resultat aber nur darin, daß weniger Urin als vorher ins Bett ausgeschieden wird. Überdies ist sie schwer durchzusetzen. Die Behandlung mit einem elektrischen Apparat, der ein Klingelzeichen oder dergleichen auslöst, sobald der Urin den Stromkreis schließt, hat ihre theoretische Grundlage in der Schaffung eines bedingten Aufweck-Reflexes, der mit der Zeit schon beim Harndrang ausgelöst werden soll und nicht erst nach erfolgter Miktion. Ein Erfolg durch diese Behandlungen bleibt oft aus. — Im ganzen kann gesagt werden, daß wohl keine der erwähnten Methoden ohne entsprechende Einstellung der Umwelt und des Kindes wirksam ist. Diese Einstellung bewirkt aber auch einen Verzicht auf strafende Maßnahmen und eine allgemeine Entspannung. Das Kind wird, sobald sich die Umgebung entschließt, derartige Maßnahmen durchzuführen, nicht mehr als böse sondern als krank erlebt. Es erfolgt eine Entspannung, die auf jeden Fall wesentlich zur Heilung beiträgt, oft allein die Heilung bewirkt.

Mit der Enuresis nocturna wird oft das Bettnässen im wachen Zustand verwechselt. Dieses kann ebenfalls verschiedene Ursachen haben, vor allen Dingen Angst. Das Kind wacht zwar am Harndrang auf, wagt aber nicht, das Bett zu verlassen. Eine schwache Beleuchtung des Schlafzimmers und allenfalls des Weges bis zur Toilette „heilen" das Symptom oft prompt. Gelegentlich wird das Bett auch bewußt genäßt, so z. B. um einen Milieuwechsel oder andere Reaktionen der Umgebung zu provozieren.

Enuresis diurna (Tagnässen)

Das normale Tagnässen des kleinen Kindes verschwindet zeitlich so gut wie immer vor dem Bettnässen. Krankhafterweise kann es aber während Jahren bestehen. Sekundäres Tagnässen ist häufiger als primäres. Oft, aber lange nicht immer, kommt es zusammen mit dem Bettnässen vor. Wie das Bettnässen ist es Ausdruck innerer Spannung, die an sich normalerweise zu häufigen Miktionen führt. Es tritt einerseits als akute Reaktionen auf Angst oder Schreck auf (auch beim Erwachsenen), ist aber oft auch bei dauernden Angstzuständen bei Depressionen und als Trotzreaktionen zu finden. Viele Tagnässer sind ausgesprochen verträumte Kinder, die von der Miktion überrascht werden. Oft gelingt es ihnen, nach den ersten Tropfen gerade noch die Toilette aufzusuchen. Bei Kindern mit vermehrten Miktionen als Ausdruck der inneren Spannung kommt es oft zum Tagnässen, wenn durch erzieherische Maßnahmen der Gang auf die Toilette verhindert wird, so z. B. während einer Unterrichtsstunde. Einmaliges Hosennäsen als Schreckreaktion ist häufig.

Die Behandlung des Tagnässens ist vor allen Dingen eine beruhigende. Oft gelingt auch eine Beeinflussung, wenn das Kind regelmäßig und bevor es selbst den Harndrang verspürt, auf die Toilette geschickt wird.

Gelegentlich wird auch ein Tagnässen angenommen, — besonders bei kleinen Knaben — wenn es sich in Tat und Wahrheit um eine ungenügende Miktionstechnik handelt, bei der die Wäsche oder die Hosen benetzt werden. Eine entsprechende Instruktion heilt das „Leiden".

Enkopresis (Schmieren)

Die Enkopresis (das Schmieren) ist wesentlich seltener als die Enuresis. Es erfolgen bei ihr entweder vollständige Entleerungen in die Hosen oder aber nur eine geringe Beschmutzung der Wäsche mit Stuhl. Sie ist abzugrenzen von der organisch bedingten Inkontinenz. Ein Teil der Kotschmierer leidet an einem idiopathischen Megakolon, das durch eine Mißbildung des vegetativen Nervensystems im Kolon verursacht ist. Oft findet sich aber bei Enkopretikern eine sekundäre Ausweitung des Dickdarmes, die sich klinisch nicht immer von einem echten Megakolon unterscheiden läßt. Umgekehrt sind nicht alle Träger eines idiopathischen Megakolons auch Enkopretiker. Sehr oft spielt beim Zustandekommen der Enkopresis die Angst vor der Stuhlentleerung eine große Rolle. Das Kolon wird, weil der Stuhl zurückgehalten wird, ausgeweitet und gleichsam ausgemauert. Die Stuhlentleerungen erfolgen durch ein Lumen in einem Rohr von verhärtetem Stuhl. Der Verschlußmuskel kann den Verschluß nicht mehr herstellen und steht weit offen. Die Analgegend ist oft trichterförmig eingezogen, weil die ganze Beckenbodenmuskulatur zum Verhalten des Stuhles mitbenützt wird.

Die Enkopresis ist selten primär und entsteht oft erst im Beginn des Schulalters. Sie ist vorwiegend Ausdruck einer schweren Angst. Akute schwere Angst kann auch beim Normalen (selbst beim Erwachsenen) spontane Stuhlentleerungen verursachen. Die Angst des Enkopretikers kann allgemein sein. Er ist ungeborgen und fühl sich bedroht.

So findet er keinen Platz und keine Zeit, in der er in Ruhe defäzieren kann oder aber er erlebt die Defäktion als Verlust eigener Substanz und versucht so die Entleerung zu unterdrücken. Oft ist die Enkopresis Folge einer forcierten Reinlichkeitserziehung. Kann das Kind die Darmentleerung noch nicht beherrschen und wird es trotzdem nach jeder Defäkation, die in die Wäsche erfolgt ist, bestraft, so wird die Stuhlentleerung zu einem bedrohenden Vorgang. Das Kind versucht bald solange als möglich, die Entleerung zurückzuhalten, bis sie dann gegen seinen Widerstand spontan erfolgt. Ein weiterer Anlaß zur Symptombildung kann auch die allgemeine krankhafte Abwehrhaltung der Mutter dem Patienten gegen den Stuhl sein, die bald auch den Patienten ergreift. Derartige Abwehrhaltungen sind oft Zeichen einer schweren Beziehungsstörung der Mutter zum Natürlichen, Tierhaften des Menschen, die sich oft in einer allgemeinen Putzwut und in (pseudo)hygienischen Ritualen äußert. Gelegentlich schließlich tritt eine Entleerung in die Wäsche als gewollte aggressive Trotzreaktion auf.

Im Gegensatz zur vollständigen Entleerung in die Wäsche steht das leichte Schmieren, oft bloß eine Folge ungenügenden Reinigens. Manchmal allerdings wird sie verursacht durch ein spielerisches und lustbetontes Zurückhalten des Stuhles, eine autoerotische Handlung, mit der sich das Kind die Liebe ersetzt, die ihm von außen zukommen sollte.

Die Behandlung hat vor allem darauf Rücksicht zu nehmen, daß Mangel an Geborgenheit und schwere Beunruhigung die häufigste Ursache der Enkopresis sind. Im Vordergrund steht demnach die Vermittlung des Geborgenheitsgefühls, also die Kontaktpflege einerseits, das Vermeiden von Strafen anderseits. Oft ist es auch nötig, die Beziehung des Kindes zum Stuhl, allgemein zum Erdhaften, Schmutzigen zu ändern, was manchmal nicht ohne intensive Psychotherapie möglich ist. Sie wird oft durch das verursachende Milieu, besonders durch die krankhafte Mutter, unmöglich gemacht, solange die Mutter nicht mitbehandelt oder das Kind nicht in ein anderes Milieu versetzt wird. Hat die Enkopresis schon zu einer Megakolon-Bildung geführt oder besteht ein solches primär, so ist oft zu Beginn der Behandlung eine Ausräumung des Darminhaltes nötig, anschließend manchmal auch eine medikamentöse Behandlung, z. B. mit Glyzerin-Klistieren oder Suppositorien. In der Regel ist auch eine Gewöhnung an Entleerungen zu bestimmten Zeiten, also ein Darm-Training, als unterstützende Maßnahme wirkungsvoll.

Störungen der Nahrungsaufnahme

Störungen der Nahrungsaufnahme sind beim Kinde überaus häufig. Sie können kurz nach der Geburt beginnen, sind in der Kleinkinderzeit bei Mädchen häufiger als bei Knaben und werden im Schulalter wesentlich seltener. Regelmäßiges Herausgeben von kleinen Nahrungsmengen im Säuglingsalter ist normal. Oft erhält ein Säugling oder ein Kleinkind genügend Nahrung, während die Mutter glaubt, es esse zu wenig. Meistens sind die Eßstörungen für die körperliche Gesundheit harmlos. Manchmal kommt es zu einer kalorischen Unterernährung, zu der bei schweren Störungen auch Mangelerscheinungen infolge zu geringer Aufnahme von Vitaminen, Eiweißen und essentiellen Fettsäuren kommen können. Damit wird die körperliche Entwicklung stark behindert. Sie kann unter Umständen so weit gehen, daß Hungerödeme auftreten und das Kind schließlich an der Unterernährung stirbt, wenn ärztlicherseits nicht mit Sondierungen, Infusionen und Transfusionen geholfen wird. In der Regel sind die Eßstörungen, falls sie nicht körperlich oder durch falsche Ernährung bedingt sind, Ausdruck einer inneren Spannung oder einer Beunruhigung während des Trinkens oder Essens. Ein Säugling oder ein Kleinkind ist nur dann imstande, zu essen, wenn es sich geborgen fühlt. Nervöse Mütter – vor allem solche, die fürchten, ihr Kind nicht richtig ernähren zu können – provozieren sehr häufig Eßschwierigkeiten bei ihren Kindern. Besonders gefährdet sind Mütter, die mit Schuldgefühlen reagieren, weil sie nicht stillen können. Tatsächlich ist die Beziehung zwischen Mutter und Kind beim Stillen besonders eng. Bei der künstlichen Ernährung braucht sie aber nicht weniger eng zu sein, vorausgesetzt, daß sich die Mutter dem Flaschenkind wirklich widmet, es auf den Armen hält und ihm das Gesicht zuwendet und nicht versucht, es so rasch als möglich dazu abzurichten, die Flasche selbst zu halten, damit sie sich nicht mehr so lange mit ihm abgeben muß. Autistische Kinder verweigern oft die Nahrung auch dann, wenn sie von der Mutter beim Ernähren richtig gepflegt werden. Kinder mit organischen Hirnschäden trinken sehr oft schlecht, sei es, weil bei ihnen der Hungertrieb geringer ist, sei es, weil der Schluckvorgang gestört ist oder weil sie beim Trinken zu rasch ermüden. Später sind Eßschwierigkeiten oft die Folge intensiver Erziehung beim Essen. Es können sich auch Hirnschäden und Milieuschäden als Ursachen ergänzen. Die Mahlzeit soll für das Kleinkind eine Quelle der Freude sein und nicht ein Anlaß für die Eltern, es ständig zu korrigieren. Überforderungen in bezug auf Eßmanieren führen nicht selten zur Verweigerung der Nahrung. Kinder, die sich nicht geborgen fühlen, essen oft enorm langsam. Ein Mangel an Geborgenheitsgefühl muß keineswegs fehlender Liebe der Eltern zum Kinde entsprechen. Es kann auch von der mangelnden Geborgenheit der Eltern induziert sein. So verweigerte ein dreijähriger Knabe das Essen, weil sich seine Eltern an ihrem neuen Wohnort nicht heimisch fühlten. Er trank noch einige Zeit aus der Flasche, während ihn sein Vater auf einem Tisch tanzend ablenkte. Bald war es nur noch möglich, ihn im Schlaf zum Schlucken von Milch zu bewegen. Dann aber reagierte er auf diese

Maßnahme mit Aufwachen. Hingegen aß der Patient bei vorübergehenden Aufenthalten bei seiner Großmutter. Der Zustand des Patienten wurde schließlich so bedrohlich, daß er ins Spital gebracht werden mußte, wo vorerst sein Leben durch Infusionen gerettet werden mußte. Er verweigerte aber auch im Spital das Essen, bis er von den pflegenden Schwestern mit Zärtlichkeit geradezu überschüttet wurde. Daraufhin begann er erstmals in seinem Leben selbständig zu essen. Nach der Entlassung aus dem Spital wurde er der Großmutter anvertraut, worauf die Eßstörung nicht mehr auftrat. Schwierigkeiten treten auch dann oft ein, wenn das Kind gezwungen wird, Speisen zu essen, die ihm nicht zusagen. Schon beim Kleinkind finden sich oft ausgesprochene Abneigungen gegen gewisse Speisen. Auf solche Abneigungen ist Rücksicht zu nehmen. Meistens verschwinden die Eßstörungen so schneller als wenn das Kind gezwungen wird, prinzipiell alles zu essen, was man ihm vorsetzt.

Die Behandlung der Eßstörungen hat sich nach der Ursache zu richten. Beinahe immer genügt es, die Atmosphäre zu entspannen. Beim sich ungeborgen fühlenden Kind ist eine intensive Kontaktpflege der Mutter notwendig. Vermehrte Zärtlichkeit, vermehrte Zuwendung genügen meistens, das Symptom zum Verschwinden zu bringen. Die Mutter kann aber unter Umständen mehr Geborgenheit nur geben, wenn sie vom Arzt ihrerseits beruhigt wird (in solchen Fällen helfen Beruhigungsmittel und Psychopharmaka in der Regel dann dem Kinde am besten, wenn sie von der Mutter eingenommen werden). Oft ist eine kleine, gelegentlich auch eine große Psychotherapie für die Mutter notwendig. Sie muß in ihrem Selbstvertrauen gestärkt werden, unter Umständen eine unbewußte Abneigung gegenüber dem Kinde oder Schuldgefühle verarbeiten, und es muß ihr die Sicherheit gegeben werden, daß sie fähig sein werde, die Eßstörungen des Kindes zu heilen.

Gelegentlich; sind aber größere Anstrengungen zur Heilung einer Eßstörung nötig: Eine Kombination von Milieufaktoren und einem Hirnschaden führten bei einem zweijährigen Mädchen zu schwersten Störungen der Nahrungsaufnahme. Das Kind, das als Mangelgeburt zur Welt kam, entwickelte sich von Anfang an schlecht und hatte psychisch und körperlich mit zwei Jahren gerade die Entwicklungsstufe eines Einjährigen erreicht. Es trank nur sehr wenig, bis die Mutter, die gelernt hatte, kranken Tieren gegen ihren Willen Medikamente einzugeben, diese Technik auch bei ihrem Kinde anwandte, ein Verfahren, das anfangs Erfolg hatte, aber bald nur noch ein Herauspressen der Nahrung bewirkte. Ohne diese Methode aber verweigerte es die Nahrung bald ganz. Versuchsweises Fasten-Lassen bewirkte einen schweren Hungerzustand mit Ödemen, der Spitaleinweisungen und künstliche Ernährung erforderte. Es gelang der Mutter durch unendliche Geduld, den Kontakt zu ihr zu verbessern, vor allen

Dingen nachdem sie ihr Kind sehr häufig zärtlich berührte und mit ihm zusammen in engem Körperkontakt schlief. Schließlich gelang es ihr, das Kind zu ernähren, nachdem sie beobachtet hatte, daß es beim Baden die Wassertropfen am Rande der Wanne ableckte. Sie versah den Rand mit Kondensmilch, die so vom Kinde angenommen wurde. Bald begann das Kind auch, Schokolade, die auf den Zimmerboden gelegt wurde, anzunehmen. Endlich ließ sie sich an den Tisch setzen, um dort gabelweise Speisen aus den Tellern der Eltern anzunehmen, und mit der Zeit konnte das Kind so weit gebracht werden, selber und genügend aus dem eigenen Teller zu essen.

Eine starke erzieherische Tätigkeit der Eltern beim Essen führt besonders in der Trotzphase zu Eßschwierigkeiten. Betont langsames Essen und vor allem Erbrechen sind eine gewaltige Waffe gegen die Autorität der Eltern. Die Behandlung derartiger Störungen besteht vor allem im Nichtbeachten und in ruhiger konsequenter Führung.
Wie schon gesagt, verschwinden die schweren Eßstörungen beinahe immer in der Schulzeit. Abneigungen gegen bestimmte Speisen bleiben allerdings oft weiter bestehen. Sie sind häufig psychogen verursacht und komplexbedingt, z. B. indem sie unangenehme und meist längst verdrängte Erinnerungen aktivieren oder durch neurotische Vorgänge ekelhaft empfunden werden. So wird Spinat wegen seiner Ähnlichkeit mit Stuhl, Fenchel wegen seines aromatischen Geruchs, der an Urin erinnert, abgelehnt. Fleisch, besonders wenn die Form des Tieres noch erkenntlich ist oder wenn es noch blutig ist, wird abgelehnt, weil das Kind mit dem getöteten Tier Mitleid hat (z. B. weil es sich mit ihm identifiziert), manchmal auch, weil das Blut verdrängte Aggressionen und damit Schuldgefühle aktiviert.

Eine besondere Form ungenügender Nahrungsaufnahme ist die *Pubertätsmagersucht* (Anorexia mentalis). Sie betrifft beinahe immer Mädchen. Ihre Ursache ist rein psychogen. Das Kind mit einer Pubertätsmagersucht nimmt zusehends weniger Nahrung zu sich, manchmal offensichtlich, manchmal aber versteckt, indem es nach der Nahrungsaufnahme den Magen wieder entleert. Die Abmagerung derartiger Kinder ist unter Umständen bedrohlich und gelegentlich kann es zum Hungertod kommen. Auf jeden Fall aber wird der ganze Organismus in eine Sparschaltung gedrängt. Der Grundumsatz und die Temperatur sinken, die körperliche Entwicklung bleibt stehen, die Menses, falls die Patientin schon in die Menarche eingetreten ist, sistieren. Diese körperlichen Symptome sind nicht Ursache der Anorexie sondern deren Folge. Im Gegensatz dazu bleiben die Schulleistungen und oft auch die körperliche Leistungsfähigkeit noch lange Zeit voll erhalten. Zwangsweises Füttern, z. B. durch gewaltmäßiges Stopfen oder durch die Magensonde haben so gut wie nie Erfolg, da die eingefüllte Nahrung wieder herausgepreßt wird. Unter Umständen kann eine durch derartige Maßnahmen erzwungene Gewichtszunahme auch zu Suizid führen. Erzieherische Maßnahmen sind von Anfang an zum Scheitern verurteilt, werden aber häufig trotzdem durchgeführt, weil das Krankhafte der Störung anfangs nicht erkannt wird.

Die Störung wird oft, aber nicht immer bei etwas dicken Mädchen dadurch ausgelöst, daß in der Umgebung anzügliche Bemerkungen über die Körperformen des Mädchens gemacht werden. Beinahe immer aber bestehen vor Auftreten der Magersucht eine ganze Reihe typischer Symptome. Sie entstammen z. T. dem Bereiche der Zwangssymptomatik und des hysterischen Verhaltens. Sie werden allerdings oft von der Umgebung nicht als solche erkannt und sogar als Vorzüge und Tugenden verkannt. Patientinnen mit Anorexie sind oft seit jeher besonders gut angepaßt, brav und folgsam, meistens aber auch ausgesprochen ehrgeizig, besonders in der Schule. Sie wurden aber meistens auch isoliert durch die demonstrative Betonung dieser Eigenschaften, empfanden sich oft als Vorbild für die andern Kinder, auf die sie stolz herabschauten oder aber verstanden es, sich von den andern Kindern verehren und bewundern zu lassen. Bei aller äußeren Bravheit waren sie darüber hinaus nicht selten im Versteckten boshaft, herablassend oder aber darauf aus, als Vorbild beachtet und gerühmt zu werden. Oft finden sich auch versteckter Trotz einerseits, Herrschsucht andererseits. In ihrer Familie finden sich oft Personen, vor allem Mütter, mit betonter Sittenstrenge, zwangshaftem Drang zur Reinlichkeit und krankhafter Ablehnung aller fleischlichen Lust, manchmal auch pharisäischer und weltentsagender Frömmigkeit irgendwelcher Art.

Die Ursache der Pubertätsmagersucht ist so gut wie immer die unbewußte oder bewußte Ablehnung der eigenen körperlichen Reifung. Manchmal scheint die Abneigung gegenüber der Mutter und der Wunsch, nicht der Mutter gleich zu werden, die Hauptrolle zu spielen. Manchmal tritt die Angst, bald das Leben einer Erwachsenen führen zu müssen, ohne dazu imstande zu sein, in den Vordergrund. Gelegentlich ist auch die Ablehnung der weiblichen Sexualität, im Speziellen der als ekelhaft empfundenen Menstruation eine wesentliche Ursache, unter Umständen der Wunsch, ein Knabe zu sein. Seltener steht anstelle der Ablehnung der Mutter ein Widerstand gegen eine ältere Schwester, z. B. weil sie einerseits beneidet wird, weil anderseits deren sexuelle Aktivität Anstoß erregt. Manchmal ist die der Störung zugrunde liegende Ablehnung der Mutter durch vordergründige Motive verdeckt. So wird z. B. die Magersucht in den Dienst des Machttriebes gesetzt, wenn die Patientin durch ihre Nahrungsverweigerung die Familie terrorisiert, spezielle Speisen verlangt, um sie dann doch nicht zu essen oder nach dem Essen wieder hinauszuwürgen. So gut wie immer lassen sich neben den masochistischen Zügen auch ausgesprochen sadistische beobachten, aber nur kaum direkte und offene Aggressionen. Oft besteht neben der Nahrungsverweigerung eine deutliche Zwangssymptomatik.

Die Behandlung der schweren Pubertätsmagersucht ist in der eigenen Familie kaum je möglich. Die schweren Symptome der Störung konstellieren die Reaktionen der Familie ebenso, wie der Familienstil die Magersucht mitbedingt hat. Die Ratschläge des Arztes, z. B. die Eßstörung nicht zu beachten, können unter dem Eindruck der schweren Störung durch die Familie nicht durchgeführt werden. Die der Störung zugrunde liegenden Probleme sind ebenso die Probleme der Familie wie die der Patienten. Wenn auch in besonders leichten Fällen die Magersucht nach einiger Zeit spontan verschwinden kann, so verlangen die andern die Behandlung in einer Klinik. Ein einfacher Milieuwechsel, z. B. durch einen Urlaub bei Verwandten oder einen Aufenthalt in einem Erziehungsheim erweist sich so gut wie immer als Fehlschlag. Die Einweisung in ein Spital führt nur dann zu einem Erfolg, wenn dort Arzt und Pflegepersonal die Störung nicht einfach als körperlich behandeln und mit Mitleid oder aber aggressiver Aktivität reagieren. Jede Maßnahme aber, die die Patientin aus dem häuslichen Milieu reißt, stößt zuerst auf den offenen, wenn der Zustand bedrohlich geworden ist, auf den versteckten Widerstand der Umgebung. Die Behandlung hat einerseits das Selbstvertrauen zu stärken und der Patientin zu zeigen, daß sie in vieler Hinsicht schon erwachsen ist und auch fähig, gewisse Leistungen von Erwachsenen zu erfüllen. Es ist dementsprechend wichtig, der Patientin in der Klinik Aufgaben mit Verantwortung zu übertragen, z. B. indem man sie als Hilfsschwester bei der Betreuung kleiner Kinder mitwirken läßt. Besonders günstig ist es, wenn sie die kleinen Patienten füttern darf und beim Kochen behilflich ist. Es ist wichtig, Anerkennung für ihre Stellung als ältere zu betonen, ihr dementsprechende Bevorzugung einzuräumen und sich ihr als schon beinahe erwachsen zu widmen. Auf der anderen Seite ist einer weiteren Gewichtsabnahme ebenso wenig offensichtliche Beachtung zu schenken wie kleinen Gewichtszunahmen, da sonst die Patientin in ihrer Fehlhaltung nur bestärkt wird: auf beide Weise kommt sie mit ihrer Magersucht zur Geltung. Da der Hungerzustand bedrohlich werden kann, ist aber trotzdem auf eine rasche Verbesserung der Nahrungsaufnahme zu tendieren. Gelegentlich werden intravenöse Infusionen, die von der Patientin nicht als Nahrungsaufnahme empfunden werden, nötig sein, um den bedrohlichen Stoffwechsel zu verbessern. Zu Beginn der Behandlung empfiehlt es sich auch, Vitamine zu injizieren. Nicht selten werden kalorienreiche „Drinks" (z. B. aus Eiern, Rahm und einer kalorienreichen Kraftnahrung) nicht abgelehnt, wenn sie als Medikament gegeben werden. Am wirksamsten ist aber oft die drastische Reduktion der Nahrung. Die Waffe des Nicht-Essens wird der Patientin aus der Hand gewunden, wenn man ihr noch weniger gibt, als sie bereit wäre zu essen. Man läßt von der Patientin einen Speiseplan aufstellen und reduziert diesen dann mit dem Hinweis auf ihre schlechte Verdauung mengenmäßig. Anstelle der Frustration der Umgebung tritt so eine Frustration der Patientin. Ihrem Masochismus, der ihr das Essen verwehrte, wird der therapeutische Sadismus des Arztes eingegengestellt. Was in ihr war, tritt ihr von außen entgegen. War sie anfangs darauf gefaßt, mehr essen zu müssen als ihr lieb war, empfindet sie die eindrückliche Reduktion der Nahrung nun als Bedrohung, auf die sie mit Hunger reagiert. Langsam und ohne Gewichtskontrolle wird nach wenigen Tagen der Spesezettel erweitert, wobei unter allen Umständen eine Belohnung der Eßfreudigkeit durch rasche Erhöhung der gestatteten Nahrung vermieden werden muß. Eine normale Nahrungsmenge soll erst nach Wochen oder sogar Monaten gegeben werden, wenn man ein Rezidiv verhüten will. — Sind diese Maßnahmen in bezug auf Behandlung der Magersucht an sich meistens erfolgreich, so führen sie in der Regel nicht zur Heilung der Grundstörung der Patientin. Wird diese aber nicht behandelt, so wird schließlich eine Patientin als geheilt entlassen, die zwar ein normales Gewicht aufweist aber trotzdem psychisch nicht weniger krank ist als zur Zeit vor der Magersucht. Gleichzeitig mit den diätetischen Maßnahmen ist zu versuchen, eine Psychotherapie durchzuführen, deren Ziel die Normalisierung ihrer Einstellung zum Materiellen im weitesten Sinn (nämlich in bezug auf die positive Realitätsbeziehung, auf alles Mutterhafte — materia ist sprachlich mit mater und Mutter stammverwandt —), zur Liebe und zum Triebhaften, ist. Diese Betreuung wird meistens analytisch orientiert sein. Vielleicht am wesentlichsten ist dabei der positive Kontakt zum erwachsenen Therapeuten, an dem sie erleben kann, daß sie auch mit ihrer „bösen", nämlich aggressiven und tierhaft-triebhaften Seite akzeptiert wird. Ist die Behandlung der Magersucht an sich oft schwierig, so ist die Heilung der Grundstörung in der Regel noch viel schwieriger, nicht zuletzt auch, weil sie lange dauert und weil die Eltern der Patientin oft infolge ihrer eigenen Persönlichkeit (bzw. ihrer eigenen psychischen Störungen) gegen eine weitere Behandlung sind, wenn sich das Gewicht einmal normalisiert hat. Die Hauptursache dieses Widerstandes ist die mehr oder weniger bewußte Befürchtung, daß ihre Tochter durch die Behandlung sehr bald dazu kommen könnte, alles das zu tun, was sie sich selbst voller Angst nie zu tun gestattet haben.

Nicht jede Nahrungsverweigerung in der Pubertät ist eine Anorexia mentalis, und die Tatsache, daß die Pubertätsmagersucht eine psychogene Störung ist, schließt das Vorliegen einer Nahrungsverweigerung, die neben einer Psychogenese als Grundlage eine organische Störung aufweist, nicht aus. Die Störung des Eßtriebes kann Symptom eines hirnlokalen Psychosyndroms sein: Ein 15jähriger Knabe verweigerte nach Art der Pubertätsmagersüchtigen die meiste Nahrung und erbrach sich jeweils, wenn er eine ihm besonders gut mundende Speise gegessen hatte, so daß sein Gewicht bedrohlich sank. Die Psychogenese schien von Anfang an klar und typisch: Die Nahrungsverweigerung hatte begonnen, nachdem ein neuer Lehrer den unmännlichen Knaben mit drastischen Methoden hatte zum „richtigen Jungen" erziehen wollen. Bald wurde er so mager, daß ein weiterer Schulbesuch unmöglich wurde. Die Behandlung in einem Spital brachte keinen Erfolg, weil die Diätvorschriften immer wieder durch die mitleidigen Mitpatienten durchbrochen wurden. Erst die rigorose Diät in einer kinderpsychiatrischen Klinik brachte den seit jeher stark sein Leiden demonstrierenden Knaben zum Essen und damit zur Gewichtszunahme. Anstelle der Störung der Nahrungsaufnahme trat aber später bald ein wochenlang andauernder Dämmerzustand mit Primitiv-Halluzinationen, der zeitweise ausgesprochen hysterisch, zeitweise typisch organisch wirkte. Das EEG ergab eine mittelschwere diffuse, unspezifische Hirnstörung. Es ergab sich, daß der Patient in den ersten Lebensjahren an einer eitrigen Meningitis gelitten habe und daß er wegen eines Wasserkopfes noch während Jahren regelmäßig punktiert werden mußte. Nach Abklingen des Dämmerzustandes erfolgte erneut eine kurze Periode von Nahrungsverweigerung, die durch die diätetischen Maßnahmen rasch behoben werden konnte. Gleichzeitig wurde der Patient antiepileptisch behandelt. Der Zustand besserte sich rasch, so daß der Patient schließlich eine Stelle als Hilfsarbeiter annehmen konnte. Bei normalem Sozialverhalten ließ sich auch nach der Heilung der Magersucht ein leichtes juveniles organisches Psychosyndrom feststellen.

Störungen der Sexualität

Entsprechend dem üblichen Sprachgebrauch und im Gegensatz zur Psychoanalyse soll hier unter dem Begriff Sexualität nur das verstanden werden, was mit der genitalen Sexualität in Zusammenhang steht.

Der Sexualtrieb besteht im Grunde genommen aus verschiedenen Einzeltrieben, so dem Trieb zur genitalen Aktivität, dann aber auch dem Zärtlichkeitstrieb, dem Aggressionstrieb und andern. Das normale Sexualverhalten ist sehr viel stärker Effekt des Milieus und der Erziehung als man glauben könnte und daher von der Kultur stark abhängig. Vor allen Dingen ist darauf hinzuweisen, daß ein großer Teil des „typisch" männlichen oder weiblichen Verhaltens als Ganzes nicht angeboren ist und daß sogar das sexuelle Triebziel sich zu einem Teil (wenn nicht überhaupt) auf Grund des Erlebens fixiert und nicht einfach instinktmäßig von Anfang an bestimmt ist. Das normale Sexualverhalten setzt ein normales Sozialverhalten voraus. Auf der andern Seite sind eine mehr oder weniger normale Entwicklung des Genitales und der sekundären Geschlechtsmerkmale sowie normale hormonale Zustände an der Entwicklung der psychischen Sexualität auch beim Menschen maßgebend beteiligt. Das Sexualverhalten ist, nicht anders als die Entwicklung der ganzen Persönlichkeit überhaupt, durch sehr viele Faktoren bestimmt.

Entsprechend der plurifaktoriellen Bedingtheit der Sexualentwicklung sind auch die Störungen des Sexualverhaltens verschiedenster Ursache. Die Störungen betreffen je nachdem die zeitliche Entstehung der Sexualität, die Stärke, das Triebziel, den Kontakt zu diesem, die soziale Anpassung der sexuellen Aktivität. Sexuelle Störungen im weiteren Sinne sind der Wunsch, dem andern Geschlecht zugeordnet zu werden und das andere Geschlecht zu leben, bzw. die gegengeschlechtliche Rolle zu übernehmen. Oft kombinieren sich verschiedene Störungen.

Störungen der Sexualität infolge von Mißbildungen. Mißbildungen des äußeren Genitales finden sich oft kombiniert mit einer Verzögerung der sexuellen Reifung und einer Schwäche der Sexualität. Es ist dabei oft schwer zu sagen, ob die psychische Störung reaktiv zu deuten ist oder aber ob beide Störungen die Folge eines Versagens eines übergeordneten Zentrums sind.

Die Sexualität von Menschen mit chromosomalen Störungen ist in der Regel, aber nicht immer, gestört. Patientinnen mit gonadaler Dysgenesie, die nur ein einziges weibliches Geschlechtschromosom aufweisen, bleiben unbehandelt immer körperlich infantil. Ihre Sexualität ist meistens sehr schwach. Oft scheint sie ganz zu fehlen. Dieser Mangel gibt so gut wie nie Anlaß zu tiefgehenden psychischen Reaktionen. Werden diese Mädchen hormonal behandelt, so tritt gewöhnlich eine körperliche Reifung ein, und es treten Pseudomenstruationen auf. Oft, aber lange nicht immer, wird durch diese Behandlung auch die psychische Sexualität gesteigert. Dabei kann nicht abgeschätzt werden, ob dies nur Folge der direkten hormonalen Wirkung ist oder ob sich die Sexualität z. T. auch darum entwickelt, weil die Patientinnen einerseits ihre körperlichen Veränderungen feststellen, anderseits weil sie nach erfolgter Reifung für die Männer im Gegensatz zu früher einen sexuellen Aufforderungscharakter aufweisen. Es scheint, daß die Einstellung der Umgebung und ihre Reaktion auf die körperliche Veränderung das Auftreten der Libido sehr stark beeinflußt. Regelmäßiger als eine Steigerung der Sexualität findet sich bei derartigen Patientinnen unter hormonaler Behandlung ein Auftreten weiblicher Eitelkeit, die sich in größerer Freude an Kleidern und Schmuck äußert. Es handelt sich dabei wohl vor allem um einen Versuch, sich der Norm anzupassen. Eine psychische Reifung scheint aber in der Regel nicht zu erfolgen. — Im Gegensatz zu den Mädchen mit gonadaler Dysgenesie scheinen solche mit einer Überzahl von weiblichen Geschlechtschromosomen (drei X oder mehr) in

Sexualverhalten unauffällig zu sein. Treten bei ihnen Störungen der psychischen Sexualität auf, so im Sinne einer nur geringen Entwicklung der psychischen Sexualität.

Knaben mit Störungen der Sexualchromosomen — meistens handelt es sich um das chromatin-positive KLINEFELTER-Syndrom mit dem Chromosomensatz XXY — treten oft verspätet in die körperliche Pubertät ein. Ihre körperliche sexuelle Differenzierung kann normal sein. Auch ihre psychische Sexualität entsteht in der Regel spät. Sie ist meistens schwach. Sexuelle Beziehungen zum andern Geschlecht fehlen oft oder sind selten. Eine gewisse Häufung kriminellen Sexualverhaltens bei Jugendlichen mit KLINEFELTER-Syndrom (vom Mißbrauch kleiner Kinder bis zur Vergewaltigung und zum Sexualmord) ist nicht Folge eines starken Sexualtriebes, sondern mangelhafter Differenziertheit, psychischer Retardation, einer organisch bedingten Impulsivität und stellt wohl vor allem einen unangepaßten Versuch dar, die Männlichkeit sich und andern zu beweisen. Eine hormonale Behandlung des KLINEFELTER-Syndroms (d. h. der Ersatz der von der Neben-Nieren-Rinde gebildeten männlichen Hormone durch Testosteron) bewirkt oft im Rahmen einer allgemeinen Aktivierung auch eine Steigerung der Libido. Eine psychische Reifung im allgemeinen Sinne erfolgt aber nicht. — Knaben mit einem zweiten Y-Chromosom (Chromosomensatz XYY) sind wohl in der Regel sexuell unauffällig. Bei manchen von ihnen scheint eine Neigung zu Gewalttätigkeit zu bestehen, die sich auch auf sexuellem Gebiet äußern kann.

Die Sexualität der Jugendlichen mit autosomalen Störungen (meistens handelt es sich um Mongoloide, also einer Trisomie der Chromosomen Nr. 21) ist so gut wie immer schwach oder fehlend. Es scheint dies Folge eines generalisierten schweren Hirnschadens zu sein. *Die Sexualität von Hermaphroditen und auch von Pseudo-Hermaphroditen* ist so gut wie immer schwach. Sie tritt oft, wenn überhaupt, später auf als beim normalen Jugendlichen. Das Sexualempfinden, soweit ein solches besteht, richtet sich in seiner Qualität weitgehend nach der Rolle, die dem Patienten von der Umgebung gegeben wurde. Diese Rolle ist wiederum weitgehend abhängig von der Geschlechtsdiagnose, die nach der Geburt gestellt wurde und die wiederum von der Ausbildung des äußeren Genitale bestimmt ist. Ein Wechsel der Geschlechtsrolle nach den ersten Jahren kann zu schweren Störungen führen. Das bisher im einen Geschlecht auferzogene Kind ist unfähig, die neue Rolle anzunehmen und gerät so in eine schwere Isolierung. Der Grund dazu liegt nicht im Sexualverhalten im engeren Sinne, sondern in der Schwierigkeit, das geschlechtstypische Verhalten außerhalb des Sexualverhaltens im engern Sinne zu wescheln. Allerdings scheint es, daß es gelegentlich, aber längst nicht immer, pseudohermaphroditischen Knaben relativ leicht fällt, von der anerzogenen Mädchenrolle in die (sozial meist höher bewertete) Knabenrolle zu wechseln. Von einer Änderung der Geschlechtsrolle nach den ersten Lebensjahren ist abzuraten, es wäre denn, der Patient wünsche dies andauernd von sich aus. Wenn immer möglich, soll schon früh bei Zweifeln am Geschlecht eines Kindes nach erfolgter körperlicher Untersuchung die Zugehörigkeit zum einen oder andern Geschlecht definitiv beschlossen werden. Dabei ist in erster Linie darauf Rücksicht zu nehmen, welchem Geschlecht das mißgebildete Genitale operativ besser angepaßt werden kann.

Hormonale Störungen scheinen so gut wie nie das Triebziel der Sexualität zu beeinflussen. Sie sind häufiger mit einer Retardation der Entwicklung der psychischen Sexualität verbunden als mit einer Akzeleration.

Zeitliche Störungen in der Sexualentwicklung. Der Sexualtrieb entwickelt sich normalerweise im Laufe der Pubertät. Er kann in Zusammenhang mit einer körperlichen Pubertas praecox zeitlich zu früh auftreten, doch sind die meisten Patienten mit krankhafter körperlicher Frühreife trotz dieser psychisch nicht sexualisiert. Umgekehrt hingegen ist die körperliche Pubertas tarda meistens auch von einer verspäteten Entwicklung der psychischen Sexualität begleitet. Die offenbar normale aber deswegen keineswegs problemlose Vorverlegung der sexuellen Aktivität von heute, die einen Teil der zur Zeit feststellbaren Akzeleration ausmacht, bietet im Grunde genommen an sich kein kinderpsychiatrisches sondern vielmehr ein soziales, pädagogisches Problem. Ihre Ursache ist bis jetzt noch nicht mit Sicherheit erkannt. Es scheint, daß an ihrem Zustandekommen neben dem hohen Stand der heutigen Hygiene — auch auf dem Gebiet der Ernährung —, die offene Erotisierung oder Sexualisierung der Umwelt (z. B. in der Reklame), die gegenüber früher größere Freiheit und Offenheit in bezug auf erotisierende oder sexualisierende Vorgänge, vielleicht eine allgemeine Reizüberflutung überhaupt eine wesentliche Rolle spielen. Derartige Faktoren können auch bei krankhafter, weil sozial unangepaßter Vorverlegung oder Verzögerung der Sexualentwicklung eine wesentliche Rolle spielen. So kann z. B. infolge Verführung oder durch zur Schaustellen sexueller Handlungen von Erwachsenen Kindern gegenüber eine vorzeitige Sexualisierung auftreten, die der körperlichen Entwicklung unter Umständen vorausgeht. Die Folge vorzeitiger Sexualisierung sind offensichtlich. Sie gefährden das Kind oder den Jugendlichen um so mehr, als es in der Reifung der Persönlichkeit in der Regel nicht so weit fortgeschritten ist wie seine Sexualität, dementsprechend zu reifer Liebe nicht fähig ist. Ist es sexuell aktiv, so gefährdet es auch seine Umgebung, indem es sie zu kriminellen sexuellen Handlungen verführt, wenn es auch nach jurristischen Kriterien stets Opfer und nicht Täter ist. Ein derartiges vorzeitiges

Sexualverhalten findet sich oft bei Verwahrlosten, bei denen die Verführung manchmal in der eigenen Familie, manchmal in Gemeinschaft mit älteren Jugendlichen, manchmal auch durch Kontakt mit fremden Erwachsenen erfolgt. Es zeigt sich, daß die Verführbarkeit um so größer ist, je mehr es zuhause an liebevoller Betreuung fehlt und — bei Mädchen — je schlechter die affektiven Beziehungen zum Vater sind. Eine weitere Steigerung der Verführbarkeit beruht manchmal auf Minderwertigkeitsgefühlen. Die sexuellen Handlungen vermitteln dem Jugendlichen (und manchmal schon dem älteren Kinde) das angenehme Gefühl, erwachsen zu sein und etwas zu gelten. Gelegentlich wird die Verführbarkeit auch gefördert durch eine Trotzeinstellung und Protesthaltung den Eltern gegenüber, die zu demonstrativ und mit ungeeigneten Mitteln versuchen, das Kind so lange als möglich vor der Sexualität zu schützen. In beiden Fällen wird die sexuelle Aktivität weniger durch den Sexualtrieb als durch soziale Faktoren gesteigert.

So schwierig die Probleme sind, die ein frühzeitig sexualisiertes Kind der Führung und Erziehung stellt, so gut ist oft die Prognose. Vorzeitige sexuelle Aktivität führt erstaunlich oft schließlich — wenn auch unter großen aber vorübergehenden Schwierigkeiten — zu einer normalen Sexualität im Erwachsenenalter.

Die Verzögerung der Entwicklung der psychischen Sexualität ist zwar im Sinne der öffentlichen Moral nicht anstößig, aber natürlich nicht weniger krankhaft als die Vorverlegung. Sie kann Folge einer verzögerten körperlichen Reifung sein (unter anderm weil das Fehlen sekundärer Geschlechtsmerkmale keine Sexualisierung der Umgebung auslöst). Sie kann aber auch Folge einer Abwehrhaltung der Sexualität gegenüber durch die nächste Umgebung sein, die dem Kinde und später dem Jugendlichen die Sexualität ekelhaft, sündhaft und böse erscheinen läßt. Die Störung ist je nachdem, ob die Motivation bewußt oder unbewußt ist, einmal der Gruppe der einfachen psychischen Reaktion, das andere Mal der Neurose zuzuordnen. Es handelt sich aber bei beiden um eine Störung, die über das Sexuelle in der Regel weit hinaus geht, den mitmenschlichen Kontakt überhaupt betrifft und oft mit einer Störung des Realitätsbezuges verbunden ist. Die Störung führt zwar nicht zu sozial anstößigem Benehmen aber zur Vereinsamung und Depression. Sie macht sich meistens im Erwachsenenalter schwerer bemerkbar als vorher.

Die Onanie kann Symptom einer psychischen Störung sein, ist es aber vom Pubertätsalter an meistens nicht. Sie kommt bei beiden Geschlechtern vor. Früher war man allgemein der Ansicht, die Onanie sei an sich schädlich und führe zu schwerer psychischer und auch körperlicher Erkrankung. Geisteskrankheiten, Tabes dorsalis und progressive Paralyse wurden als Folge der Onanie angesehen. Heute ist man sich einig, daß die Onanie im Pubertätsalter und auch nachher normalerweise auftritt, wenn die körperliche sexuelle Reifung erfolgt ist, es aber aus äußern oder innern Gründen nicht zum regelmäßigen Geschlechtsverkehr kommt. Ungeschickte erzieherische, gegen die Onanie gerichtete Maßnahmen sind hingegen sehr wohl imstande, psychische Störungen zu verursachen, so massive Schuldgefühle, Ängste und Depressionen und wohl auch eine gestörte Beziehung zur Sexualität im Erwachsenenalter. – Tritt die Onanie vor der Pubertät auf (gelegentlich schon im Säuglingsalter), so ist sie sehr oft Anzeichen seelischer Vereinsamung, mangelnder Geborgenheit und mangelnder Liebe, also einer Kontaktstörung. Sie ist dann also nicht Ursache, sondern Folge einer psychischen Störung. So begann ein 6 Monate altes Mädchen intensiv zu onanieren, nachdem bei seiner Mutter unter dem schweren Druck einer gefährlichen Erkrankung eines andern Kindes plötzlich eine Agalaktie aufgetreten war. Der Säugling verweigerte während zwei Tagen die künstliche Nahrung, begann plötzlich zu onanieren und nahm die Milchflasche an. Die intensive Onanie, die in aller Öffentlichkeit betrieben wurde, verschwand erst mit 5½ Jahren, als die Patientin durch geschickte Betreuung der Kindergärtnerin in ihrem Selbstwertgefühl bestätigt wurde. –

Sodomie. Der Onanie nahe steht die Sodomie, d. h. der sexuelle Umgang mit Tieren, der allerdings kaum je vor der Pubertät auftritt. So gut wie immer handelt es sich dabei um ein Abirren von der normalen Sexualität, weil ein normales Triebziel nicht vorhanden oder aber – oft infolge einer schweren Kontaktstörung – nicht zugänglich ist. Sie kann sich unter Umständen aus dem Versuch, sich mangels menschlicher Betreuung Zärtlichkeit im Umgang mit Tieren zu verschaffen, bilden. Häufig sind vereinzelte sodomistische Kontakte, die die Entwicklung der normalen Sexualität nicht hindern. Aus äußeren Gründen ist die Sodomie bei Pubertierenden und Adoleszenten auf dem Lande häufiger als in der Stadt.

Exhibitionismus. Jugendliche Exhibisten sind nicht sehr selten. Manchmal, besonders bei Kindern vor der Pubertät, handelt es sich um im Grunde asexuelle Handlungen, mit denen das Kind Ärgernis und Beunruhigung provozieren will. Meistens sind die jugendlichen wie die erwachsenen Exhibisten unreife Persönlichkeiten (oft Schwachsinnige), die exhibieren, weil ihnen der normale Zugang zum andern Geschlecht nicht möglich ist. Ihre Behandlung ist oft schwierig, wenn auch gelegentlich erzieherischer Zuspruch nützt. Eine Herabsetzung des Sexualtriebes durch Medikamente kann versucht werden. Es kommen einerseits beruhigende Mittel in Frage, deren allgemein dämpfende inaktivierende Wirkung in Kauf genommen werden muß, oder aber eine Behandlung mit Anti-Androgen oder mit weiblichen Sexualhormon. Sie ist nicht unbedenklich, da sie körperlich verweiblicht und zu einer Atrophie der Testes führt, die allerdings reversibel ist. Hingegen besteht keine Gefahr, daß durch weibliche Hormone eine Entwicklung in homosexueller Richtung angebahnt werden könnte. Eine primitive Methode, die aber trotzdem oft wenigstens symptomatisch ausgezeichnet wirkt, ist das Zunähen der Hosen.

Die Homosexualität ist an sich nicht selten und bei Pubertierenden und Jugendlichen im Sinne einer sporadischen homosexuellen Handlung besonders häufig. Oft handelt es sich dabei mehr um sexuelle Spielereien und mutuelle Masturbation als um eine eigentliche Homosexualität. Homosexuelle Handlungen unter Jugendlichen sind häufig nicht mehr, als ein Zeichen dafür, daß sich das Triebziel noch nicht endgültig am heterosexuellen Menschen fixiert hat. Gegenseitige Demonstration des Genitale dient oft dem Geltungsdrang und dem Prestige-Erwerb. Derartige Erscheinungen verschwinden in den weitaus meisten Fällen spontan mit zunehmender psychischer Reifung. Nur bei relativ wenigen Jugendlichen entwickelt sich die Sexualität weiter in Richtung auf die Homosexualität. Dabei kommt es allerdings selten zu bleibenden Bindungen, z. T. wohl auch, weil eine homosexuelle „Ehe" einerseits nicht legitimiert ist, weil eine Trennung daher weder äußeren Aufwand noch eine soziale Beeinträchtigung verursacht und keine Kinder die „Ehe" zusammenhalten, anderseits auch, weil bei erwachsenen Homosexuellen oft eine Retardation der psychischen Reifung und damit der Bindungsfähigkeit vorliegt. Sind homosexuelle Beziehungen unter Jugendlichen meistens nur Episode, so bewirken Verführungen Pubertierender und Jugendlicher durch erwachsene Homosexuelle oft die Entwicklung einer bleibenden Homosexualität.

Im Gegensatz dazu ist die männliche homosexuelle Prostitution durch Jugendliche so gut wie nie Symptom einer Homosexualität, wohl aber meistens einer Verwahrlosung und mangelhafter psychischer Differenzierung. Sie wird meistens noch vor Erreichen des Erwachsenenalters aufgegeben.

Über die *Ursachen* der Homosexualität im engeren Sinne herrscht heute noch keine allgemein akzeptierte Auffassung. Früher wurde unterschieden zwischen einer angeborenen, konstitutionellen und einer erworbenen, neurotischen Homosexualität. Die Erkenntnis, daß das Triebziel mindestens zu einem großen Teil nicht angeborenerweise vorbestimmt ist, sondern sich erst unter dem Einfluß des Milieus entwickelt, macht das Vorkommen einer angeborenen Homosexualität äußerst fragwürdig. Es scheint viel eher, daß zwar beim Zustandekommen der Homosexualität einzelne angeborene bzw. konstitutionelle Faktoren in unspezifischer Weise mitspielen, daß aber schließlich Milieufaktoren darüber entscheiden, ob ein Mensch homosexuell wird oder nicht. Auf jeden Fall führen weder Störungen in der Verteilung der Geschlechtschromosomen (z. B. ein Überwiegen weiblicher Chromosomen beim körperlich männlichen Menschen) noch ein Überschuß an weiblichen Hormonen bzw. ein Mangel an männlichem Hormon schicksalsmäßig zur Homosexualität. Auf der anderen Seite sind Knaben mit weiblicher Stigmatisierung oder umgekehrt Mädchen mit männlichen Zügen homosexueller Verführung besonders stark ausgesetzt. Wesentlich zur Entstehung der Homosexualität scheint aber vor allen Dingen die Beziehung zu Vater und Mutter beizutragen. Knaben, die sich nicht mit einer Vaterfigur und Mädchen, die sich nicht mit einer Mutterfigur identifizieren können (z. B. weil diese sich ablehnend oder bedrohend verhalten oder weil sie in ihrem ganzen Sein auf das Kind derartig gewaltig wirken, daß sie als unerreichbar erlebt werden) neigen zur Homosexualität. Demnach wäre dem homosexuellen männlichen Jugendlichen eine schwere Kontaktstörung zum Vater und seine starke Mutterbindung, dem homosexuellen Mädchen eine Ablehnung bzw. Kontaktstörung zur Mutter und eine Identifizierung mit der Vaterfigur eigen. Dabei übt einmal die Mutterfigur weitgehend Funktionen aus, die sonst dem Vater überlassen sind, ein andermal wird eine Vaterfigur weitgehend als zärtlich-behütend erlebt, wie das sonst in bezug auf die Mutterfigur der Fall ist. Ist diese Voraussetzung erfüllt, so ist der Patient in bezug auf homosexuelle Verführung besonders gefährdet. Diese leitet dann eine Weiterentwicklung der Sexualität in homosexueller Richtung ein. Es würde sich daher bei der Homosexualität um eine vorwiegend psychogene und zwar neurotische Störung handeln. Es muß offen bleiben, ob daneben noch Formen psychogener Homosexualität vorkommen, die insofern nicht neurotisch im engeren Sinne sind, als ihrer Entstehung Prägungsvorgänge zugrunde liegen, die längst vor der Pubertät und irreversibel das sexuelle Triebziel festgelegt haben. Beweise dafür, daß derartige Formen von Homosexualität beim Menschen vorkommen, sind bis heute nicht gefunden worden. Immerhin scheinen derartige Ursachen wahrscheinlicher als angeborene. Man müßte dementsprechend nicht mehr wie früher zwischen angeborener Homosexualität sondern viel eher zwischen durch Prägung irreversibler Homosexualität und neurotischer Homosexualität unterscheiden.

Die Homosexualität ist nicht bloß eine schwere psychische Störung, weil sie eine normale Beziehung zu den Mitmenschen beiderlei Geschlechts unmöglich macht und weil sie später die normale Funktion der Fortpflanzung mindestens beeinträchtigt. Sie ist es auch, weil in unserer Zeit und unserer Kultur — ausgenommen in gewissen sozialen Schichten — die Homosexualität als widerlich abgelehnt, der Homosexuelle deklassiert wird und weil eine homosexuelle Betätigung je nach dem Land, in dem sie erfolgt, prinzipiell oder wenigstens unter besonderen Bedingungen als kriminelle Handlung bestraft wird. Die Homosexualität ist daher nicht bloß andern Menschen ein Ärgernis, sondern in der Regel dem Homosexuellen ein eigentliches Leiden. Es stellt ihn oft vor schwere soziale Probleme. Sie ist daher, besonders bei Pubertierenden und Jugendlichen, Anlaß zu Schuldgefühlen, Angst und Depression und gibt gelegentlich Ursache zum Suizid.

Die Behandlung der Homosexualität ist an sich einfach, wenn es sich um eine oder einzelne homosexuelle Episoden handelt, wie sie in Knaben- oder Mädchengemeinschaften ab und zu vorkommen. Sie besteht einerseits in Aufklärung, anderseits — falls überhaupt nötig — im Auseinanderreißen der homosexuellen Gruppe. Die Behandlung der eigentlichen Homosexualität ist hingegen äußerst schwierig und oft erfolglos. Sie ist oft unmöglich, weil der Patient nicht gewillt ist, seine Perversion aufzugeben, sondern sie — obwohl sie ihm Leiden schafft — als Bereicherung erlebt, die er nicht verlieren will und auf keinen Fall gegen die von ihm als peinlich oder ekelhaft empfundene normale Sexualität umtauschen will. Ab und zu haben psychoanalytische Behandlungen Erfolg. Gelegentlich klingen homosexuelle Perioden auch längerer Dauer, besonders wenn sie beim Jugendlichen auftreten, spontan ab. Man kann sich das damit erklären, daß über den homosexuellen Umgang eine Identifizierung mit dem eigenen Geschlecht möglich wird, nachdem sie in der Kindheit verpaßt worden war. Weitaus am häufigsten allerdings wird man sich damit begnügen müssen, dem homosexuellen Jugendlichen zu helfen, mit seiner Perversion so zu leben, daß er so wenig als möglich Anstoß erregt und sich damit so weit als möglich, Leiden erspart. Dabei müssen oft vorerst die einfachen oder neurotischen Entwicklungen, die die Folge der Homosexualität sind, behandelt werden. Wesentlicher Teil der Therapie ist auch hier die Beeinflussung des Milieus, insbesonders der Eltern, die beraten werden müssen, weil sie begreiflicherweise allzu oft dazu neigen, die Homosexualität mit Erziehungsmethoden zu behandeln.

Transvestitismus. Eine besondere Form neurotischer Charakterentwicklung, die allerdings mit der genitalen Sexualität im engern Sinne nicht zu tun hat, ist der Transvestitismus. Transvestiten wollen der Umwelt gegenüber als Vertreter des andern Geschlechts scheinen und in der Gesellschaft als solche behandelt werden. Transvestitische Tendenzen sind bei Kindern beiderlei Geschlechts nicht selten. Die Ursache des Transvestitismus liegt ebenso wenig wie die der Homosexualität in den Geschlechtschromosomen oder in gestörter Hormonproduktion. Bei Kindern mit Transvestitismus kann man so gut wie immer bei genauer Abklärung feststellen, daß die Haltung der nächsten Umgebung in der Kindheit die Störung bewirkte. Meistens handelt es sich um einen mehr oder weniger unterdrückten Wunsch der Eltern, anstelle eines Mädchens einen Knaben zu haben oder umgekehrt. Gegengeschlechtliches Benehmen und gegengeschlechtliche Nuancen in der Bekleidung werden von ihnen gefördert, Betonung des vorhandenen Geschlechts durch die Kinder in bezug auf ihre äußere Erscheinung und auf ihr Benehmen wird unterdrückt. (Eine derartige elterliche Einstellung muß allerdings nicht unbedingt zu dieser Störung führen. Sie kann auch bewirken, daß sich das Kind und später der Erwachsene durch diese Behandlung wegen seines Geschlechts herabgewürdigt fühlt und schwere Minderwertigkeitsgefühle entwickelt, die sich später unter Umständen in einer allgemeinen psychischen Kümmerentwicklung, manchmal auch in sexueller Haltlosigkeit oder unglücklicher Partnerwahl äußern.) Gelegentlich liegt dem kindlichen Transvestitismus auch das Erlebnis des Kindes zugrunde, daß ein andersgeschlechtliches Geschwister bevorzugt wird oder in irgend einer Art mehr zu Geltung kommt.

Die heutige Tendenz, anstelle der Gleichberechtigung der Frau ein Gleichsein mit dem Mann zu setzen und die durch diese Tendenz stark beeinflußte Mode gestattet es den Mädchen eher, sich weitgehend männlich zu kleiden, ohne auf großen Widerstand zu stoßen. Der Transvestitismus des Mädchens ist dementsprechend häufiger als der des Knaben. Er löst auch bei der Umgebung weniger Gegenmaßnahmen aus als der Transvestistismus des Knaben. — Der Transvestitismus des Kindes verschwindet meistens nach einiger Zeit und bleibt nur selten dauernd bestehen. Auf der andern Seite aber läßt sich bei erwachsenen Transvestiten nicht selten transvestitisches Verhalten schon in der Kindheit feststellen.

Die Behandlung des Transvestitismus besteht einerseits in einer Beeinflussung oder in einem Wechsel der Umgebung, anderseits im Aufbauen einer engen therapeutischen Beziehung, in der das Kind erlebt, daß es seinem Geschlecht gemäß angenommen und geschätzt wird.

Der Fetischismus steht dem Transvestitismus oft sehr nahe. Pubertierende neigen oft dazu, sich Kleidungsstücke des andern Geschlechts — meist Wäsche — anzueignen, sei es, um sich dazu bei der Onanie zusätzliche Reize zu verschaffen, sei es, um diese Kleidungsstücke zu tragen. Gelegentlich führt diese Neigung zu Diebstählen. In der Regel handelt es sich um einmalige Episoden, die sich mit oder ohne erzieherische Maßnahmen nicht wiederholen. Manchmal sind sie Beginn eines eigentlichen und dauernden Fetischismus, der den Patienten auch ins Erwachsenenalter begleitet.

Das kindliche Sexualopfer. Sexuelle Attentate gegen Kinder sind häufig. Sie werden wohl nur relativ selten bekannt. Die Wirkungen auf die Psyche des Opfers ist einerseits von der Art des Attentates, anderseits von der Persönlichkeit des Opfers und vor allem von der Reaktion der Umwelt auf das Geschehene abhängig.

Am häufigsten wohl stoßen Kinder, besonders Mädchen, auf einen Exhibisten. Bleibt es beim Exhibismus, so ist der angerichtete Schaden meistens sehr klein. Allfällige Schockreaktionen verschwinden meistens bald. Einmalige Handlungen an einem Kind sind um so schädlicher, je mehr Gewalt und je weniger freundliche Verführung das Verbrechen möglich gemacht haben. Wiederholte sexuelle Handlungen durch den gleichen Täter kommen beim vorpuberalen Kind in der Regel nur dann vor, wenn ihm in der eigenen Familie nicht die nötige Liebe gegeben wird. Sexuelle Handlungen an Pubertierenden führen in der Regel zu einer frühzeitigen Erweckung des Sexualtriebes, was unter Umständen große Verhaltensschwierigkeiten verursacht. Biologisch gesehen handelt es sich dabei um einen an sich normalen Vorgang. Sozial gesehen ist er natürlich unerwünscht. Die Verführten sind in der großen Mehrzahl Verwahrloste, die nach erfolgter Verführung nicht selten sexuell aktiv und haltlos werden und damit auch eine Gefahr für die Umwelt darstellen. Auf lange Sicht gesehen ist der Schaden für den Patienten allerdings meistens klein: Die Sexualität entwickelt sich später in der Regel normal.

Schwere Schäden lassen sich hingegen feststellen, wenn eine inzestuöse Beziehung bestand, vor allen Dingen, wenn es sich um eine Beziehung zwischen Vater und Tochter handelt. Abgesehen von der Störung in der Vaterbeziehung führen sie oft zu allgemeiner Angst vor der Entdeckung, zu sexuellen Minderwertigkeitsgefühlen, die je nachdem zu einer Ablehnung der Sexualität überhaupt oder aber zu einer allgemeinen sexuellen Haltlosigkeit, manchmal auch zu einer sexuellen Hörigkeit zum Vater (oder später ganz allgemein zu älteren Männern) führt. Zu schweren und anhaltenden Reaktionen führt oft die Vergewaltigung des Kindes oder Jugendlichen, das noch keine sexuellen Erfahrungen gehabt hat. Bei ihm wird unter Umständen das Gewalttätige, Grausame und Böse oft mit der Sexualität an sich verbunden und damit das Sexualleben überhaupt für lange oder immer schwer beeinträchtigt. Weitere schwere Störungen können bei Opfern von an sich relativ harmlosen Sexualverbrechen entstehen, wenn sich die Umwelt ungeschickt verhält. Wiederholte und ungeschickte Befragungen und Untersuchungen durch Amtspersonen, aber auch durch Eltern oder oft auch eine auf jede Unterdrückung der Sexualität ausgerichtete Erziehung können das Geschehene in seinen Auswirkungen enorm verstärken. Unfachgemäße fürsorgende Maßnahmen, denen oft vom Unbewußten beeinflußte Reaktionen der Umwelt zugrunde liegen, können schließlich unnötigerweise zu jahrelangen Einweisungen in Heime führen, was nicht selten eine neurotische Charakterentwicklung, längere Zeit andauernde Depressionen und sehr häufig eine schwere Beeinträchtigung der Schulung und der Berufswahl bewirkt. Auch die Reaktion der übrigen Umwelt kann die soziale Stellung und die Geltung des Opfers schwer beeinträchtigen und so Leiden verursachen, die bei richtiger Betreuung zu vermeiden wären. Die *Beurteilung der Aussagetreue* von wirklichen und von vermeintlichen Sexualopfern ist oft äußerst schwierig. Gerade sexualisierte Mädchen in der Pubertät, aber auch jüngere neigen dazu, affektive Erlebnisse auszuschmücken, derartige Erlebnisse frei zu erfinden und glaubhaft darzustellen. Derartige Verzerrungen und Konfabulationen erfolgen (nicht immer auf Grund unbewußter Geschehnisse, sondern) manchmal beabsichtigt und bewußt, z. B. um den Täter zu schützen, aus Rache usw.

Die Prophylaxe psychogener sexueller Störungen besteht in der Pflege der liebevollen Beziehung des Kindes zu den Eltern und der Eltern zu den Kindern. Sie verhütet eine vorzeitige sexuelle Aktivität und bewirkt die Entwicklung zur normalen Sexualität. Die intellektuelle sexuelle Aufklärung, sei sie nun eher moralisch oder objektiv-naturwissenschaftlich gerichtet, beeinflußt die Entwicklung der psychischen Sexualität so gut wie gar nicht. Ratschläge und Wissensvermittlung geben zwar Richtlinien, die dem Kinde und Jugendlichen zeigen, wie sein Sexualleben sein sollte, wirken aber auf die für das Sexualleben viel wichtigere affektive Seite kaum. Das Wissen um die Sexualität und um sexuelle Funktionen gehört zwar zweifellos zur Bildung des modernen Menschen. Es wird von den Erwachsenen meistens erst dann vermittelt, wenn sich das Kind dieses längstens angeeignet hat. Wirksam ist nicht die Vermittlung des Wissens, sondern die Einstellung der Vorbilder des Kindes und Jugendlichen zur Sexualität. Diese Einstellung wird vom Kind unter anderm auch erlebt durch die Tatsache, ob über ein derartiges Thema mit den Eltern gesprochen werden darf oder nicht.

Bindungsschwäche

Die Bindungsschwäche ist ein häufiges und für die soziale Anpassung sehr schwerwiegendes Symptom. Sie ist häufig bei organischen Störungen zu finden, kann aber auch psychogen entstanden sein.

Normalerweise entsteht die Bindungsfähigkeit in den ersten Lebensjahren, vor allem in der Zeit zwischen dem Fremden und der Trotzphase. Bei den Organikern kann sie je nach dem als Zeichen mangelnder psychischer Reifung oder als Folge der Störung der Merkfähigkeit und des Unterscheidungsvermögens ähnlicher aber nicht identischer Formen oder aber als Folge der Behinderung des organisch geschädigten Kindes, sich von einer Situation auf eine andere umzustellen, aufgefaßt werden. Sie kann aber auch Folge der inneren Unstetigkeit und mangelhafter Konzentrationsfähigkeit sein.

Eine psychogene Bindungsschwäche kann auf verschiedene Weise verursacht sein. Ihre Entwicklung kann primär als Folge mangelhafter individueller affektiver Betreuung in den Jahren bis zum Auftreten der Trotzphase gestört oder ganz unterbunden sein. Sie kann aber auch sekundär entstehen durch einen ständigen Wechsel der betreuenden Erwachsenen. Durch den sich wiederholenden schmerzlichen Verlust der Beziehungsperson wird dem Kind schließlich das Eingehen neuer Bindungen im Sinne eines Abwehr-Mechanismus unmöglich.

Die Folgen mangelnder Bindungsfähigkeit sind schwer. Eine Erziehung im engern Sinne ist ohne Bindung an den Erzieher nicht möglich. An ihre Stelle tritt die Dressur. Die Entwicklung der Bindungsfähigkeit setzt die Fähigkeit zur affektiven Beziehung voraus. Der noch junge Säugling, der jedem Menschengesicht zulächelt, erkennt zwar „den" Menchen, aber noch nicht eine bestimmte Person. Dieses Erkennen erfolgt später und zeigt sich in der Tatsache, daß das Auftauchen nicht erkannter, nämlich fremder Menschen Ablehnung oder wenigstens Zuückhaltung provoziert, während das Erscheinen Bekannter ein Lächeln auslöst. Auf der andern Seite darf nicht angenommen werden, daß die Fähigkeit zum affektiven Rapport auch schon das Vorliegen einer Bindungsfähigkeit anzeigen würde. Bindungslose oder Bindungsschwache sind oft besonders gut fähig, eine affektive Beziehung herzustellen. Sie zeigt sich z. B. auch in der Distanzlosigkeit des Kindes mit organischer Hirnschädigung. Dieses ist auch fähig, einen selbst starken affektiven Rapport wieder abzubrechen, da er nicht andauernd und tragfähig ist und erlischt, sobald der Partner aus dem Blickfeld verschwindet oder aus dem Bereiche des Interesses heraustritt, z. B. indem er einen Wunsch verweigert oder sonst eine Frustration auferlegt.

Das bindungsschwache Kind ist zwar fähig, Frustrationen in Kauf zu nehmen. Es nimmt eine solche dem Partner nicht übel, sondern bricht einfach die affektive Beziehung zu ihm ab. Es kann aber nicht aus freiem Entschluß zugunsten einer Person freiwillig verzichten, wie das bei einem Kinde mit normaler Bindungsfähigkeit der Fall ist. Es hängt nicht von wenigen bestimmten Personen ab, sondern sucht den Kontakt jeweils dort, wo es Hilfe und Beistand erwarten kann, ohne sich aber jeweils diesen Personen verpflichtet zu fühlen. Einmal erwachsen wird der Bindungsschwache sich andern Personen, die ihm nahe stehen sollten, nicht in normaler Art und Weise verpflichtet fühlen, selbst wenn ihm an sich seine Pflichten bekannt sind und er sie intellektuell unter Umständen anerkennen kann.

Bei Kindern mit schweren organisch bedingten Störungen kann eine Bindungsfähigkeit dann auftreten, wenn sie länger und intensiver als andere Kinder durch eine oder wenige bestimmte Personen betreut werden. Diese Bindung kann sich stark einer Symbiose oder einer Hörigkeit nähern. Derart gebundene Kinder werden stets große Mühe haben, die einmal eingegangene Bindung zu lösen und auf andere Personen zu übertragen, was das gesunde Kind kann.

War die Entwicklung einer Bindungsfähigkeit bei einem ursprünglich normalen Kinde bis zur Trotzphase aus äußeren Gründen nicht möglich, so können erzieherische Maßnahmen das Versäumte kaum je nachholen lassen. Unter Umständen gelingt es aber, einem derartigen Kinde auch noch nach der Trotzphase die Entwicklung einer Bindungsfähigkeit zu ermöglichen, indem man künstlich das Kind von einer einzigen erwachsenen Person für längere Zeit abhängig macht, z. B. durch Verabreichung sedierender Medikamente in hohen Dosen, die die Abwehrmöglichkeiten des Kindes ausschalten und indem man streng darauf achtet, diese starke Abhängigkeit nicht durch erzieherische Überforderungen zu stören. Es ist dies eine Maßnahme, die von der Mutterfigur nicht bloß viel Geduld und Zeit verlangt, sondern auch eine besonders große Hingabefähigkeit und ein großes Einfühlungsvermögen. Gelegentlich kann sich ein derartiger Vorgang auch auf Grund einer schweren, lange dauernden körperlichen Krankheit mit großer Pflegebedürftigkeit anbahnen. Die Behandlung einer sekundären Bindungsschwäche infolge wiederholten Verlusts der geliebten Person ist einfacher. Sie verlangt aber immerhin eine lange Zeit andauernde intensive liebevolle Betreuung durch immer die gleiche Person. Auch hier ist das Vermeiden jeder Überforderung, die infolge der Störung sehr rasch eintreten kann, von großer Wichtigkeit.

Distanzlosigkeit

Die Distanzlosigkeit ist eine Verhaltensstörung, die oft zusammen mit Bindungsschwäche auftritt. Sie kann bei einem noch nicht schulpflichtigen Patienten zwar rührend-kindlich wirken; sie wird aber für die Umgebung sehr bald zu einem lästigen Ärgernis, das meistens zu Abwehrreaktionen führt, die den Patienten frustrieren und kränken. Er reagiert auf diese Abwehr entweder mit einer Verstärkung seiner Zudringlichkeit oder aber mit einer zunehmenden Absonderung. Später, besonders bei Mädchen, wirkt die soziale Distanzlosigkeit oft als sexuelle Zudringlichkeit. Distanzlose junge Mädchen werden so besonders oft zu Sexualopfern.

Die Ursachen der Distanzlosigkeit sind mannigfaltig. Die leichteren Formen sind oft Folge einer Distanzlosigkeit der Erzieher, die den Kindern zu wenig Respektperson sind und die zu wenig Autorität haben. Oft ist die Ursache Verwahrlosung und Verwöhnung. Leichte und schwere Formen der Distanzlosigkeit lassen sich aber auch bei Kindern mit organischen Hirnstörungen beobachten. Ihre extreme Form ist die „Klebrigkeit", die als typisches Symptom der Epilepsie gilt, sich aber auch bei vielen Funktionsstörungen des Zentralnervensystems beobachten läßt und keineswegs für die Epilepsie pathognomonisch ist.

Man kann die Distanzlosigkeit als Zeichen einer Retardation auffassen, sind doch Säuglinge, die noch nicht fremden, normalerweise distanzlos, indem sie jedem Menschengesicht zulächeln. Es könnte sich also um eine Retardation der Entwicklung des Sozialverhaltens handeln, das immer auch einem gesteigerten Bedürfnis nach Zärtlichkeit und körperlichem Kontakt entspricht.

Die Distanzlosigkeit verwöhnter oder verwahrloster Kinder ist erzieherischen Maßnahmen zugänglich und läßt sich durch diese beheben. Die Distanzlosigkeit infolge einer Funktionsstörung des ZNS ist erzieherischen Maßnahmen um so weniger zugänglich, als sie meistens auch mit einer Bindungsschwäche zusammen auftritt. Gewöhnung kann bei ihr unter Umständen Erfolg haben. Manchmal können auch geduldige Korrekturen und Erklärungen die Störung bessern. Gelegentlich allerdings versagen alle Maßnahmen.

Zu distanziertes Verhalten ist psychogen verursacht. Es gründet meistens auf Hemmungen, Angst und erworbenem Mißtrauen vor den Mitmenschen. Seine Behandlung ist je nachdem erzieherisch oder psychotherapeutisch.

Störungen der Sprache

Die Sprache ist ein hochdifferenziertes Kommunikationsmittel, bei deren Zustandekommen eine große Zahl verschiedener Funktionen mitspielen. Dementsprechend vielfältig sind ihre Störungen. Ein Teil davon hat als Grundlage psychogene oder neurologische Schäden. Beinahe immer wirkt sich eine Sprachstörung ungünstig auf die psychische Entwicklung und auf das Sozialleben aus. Sie kann dementsprechend zu zusätzlichen psychischen Störungen führen.

Es werden verschiedene Arten von Sprachstörungen unterschieden, die sich z. T. kombinieren können und deren Ursachen noch nicht alle vollständig bekannt sind.

Die *Stummheit* ist sehr oft mit einem mehr oder weniger schweren organischen Hirnschaden und den entsprechenden psychischen Störungen verbunden. Sie bewirkt überdies eine schwere Störung des Kontaktes und erschwert (auch bei an sich normaler Hirnfunktion) das Lernen in hohem Maße. Sie führt zu einer sozialen Isolierung, wenn nicht besondere heilpädagogischse Maßnahmen angewandt werden. Solche richten sich direkt auf den Erwerb der Sprache, wobei aber gleichzeitig dank der angewandten Lehrmethoden eine intensive Kontaktpflege erfolgt. Die Erfassung einer Störung des Gehörs sollte wenn irgendwie möglich schon zu Beginn der Sprachentwicklung, also im ersten Lebensjahr erfolgen. Auch das schwerhörige oder taube Kind lallt anfangs, verliert diese Eigenschaft aber ohne besondere Betreuung im Alter von ungefähr einem Jahr. Eine intensive logopädische

Betreuung ist für hörgeschädigte Kinder von hoher Wichtigkeit und bietet gleichzeitig auch einen intensiven Kontakt, während das Kind, bei dem die Schwerhörigkeit nicht diagnostiziert wurde, schon recht bald mangels sprachlicher Möglichkeiten vereinsamt und an seiner ganzen psychischen Entwicklung Schaden nimmt. Oft allerdings ist die logopädische Betreuung erschwert durch das Vorliegen organisch bedingter psychiatrischer Syndrome. Umgekehrt können eine Taubheit und die durch sie bewirkte Stummheit und damit auch die Kontaktstörung einen Schwachsinn vortäuschen. Die motorische Hörstummheit macht es dem Kinde unmöglich zu sprechen, obwohl es die Sprache versteht. Die sensorische Hörstummheit ist gekennzeichnet durch ein an sich normales Hörvermögen, aber einen Mangel an sprachlichem Verständnis. Bei beiden handelt es sich um zentrale Störungen, die mit normaler Intelligenz einhergehen können, aber oft von der Symptomatik des Hirnschadensyndroms begleitet sind. Das sprachliche Unverständnis und der vergebliche Versuch, sich sprachlich mitzuteilen, führen darüber hinaus psychoreaktiv oft zu schweren psychischen Störungen, sei es im Sinne des autistischen Verhaltens, sei es im Sinne einer gesteigerten Gereiztheit als Folge des schmerzlich empfundenen Versagens. Sind kausale Maßnahmen unmöglich, so ist die Kontaktpflege zu solchen Kindern umso wichtiger. Logopädische Maßnahmen sind oft recht erfolgreich. — Auch bei einer Taubheit, die erst auftritt, wenn die Sprache schon erworben wurde, lassen sich ähnliche Symptome beobachten, die überdies beim noch jungen Kind mit einem sekundären Verlust des Sprechens verbunden sind, wenn nicht spezielle Maßnahmen logopädischer Art getroffen werden (Erlernen des Ablesens, Sprach- und Aussprache-Übungen).

Das *Poltern* ist eine typische Sprachstörung des hirnorganisch geschädigten Kindes und ist oft mit Wortfindungsstörungen und paraphasischen Störungen kombiniert. Zum Poltern gehören ein Überhaspeln einzelner Laute, aber auch die verwaschene Sprache, Verwechslungen in der Reihenfolge der Laute innerhalb des Wortes und oft auch der Ersatz zweier ähnlicher Laute durch einen Zwischenlaut. Typisch für den Polterer ist die Tatsache, daß er bei gesteigerter Aufmerksamkeit und gesteigerter psychischer Spannung besser spricht als im entspannten Milieu. Das Poltern verstärkt sich auch bei zunehmender Ermüdung. So gut wie immer kann aus dem Poltern auf das Vorliegen einer Hirnstörung geschlossen werden. Es ist daher ein diagnostisch wichtiges Symptom. Die Behandlung des Polterns besteht einerseits in der Behandlung der Hirnstörung, soweit eine solche möglich ist, anderseits in der Anerziehung und Gewöhnung an eine bewußte Sprachdisziplin. Es ist somit einmal Gegenstand einer ärztlichen, ein andermal einer logopädischen bzw. pädagogischen Betreuung. Das gleiche gilt für Wortfindungsstörungen, die gelegentlich auch ohne Poltern auftreten können.

Das *Stammeln* ist eine Störung der Artikulation, die zu Beginn des Spracherwerbs normal ist und sich gewöhnlich im Kindergartenalter verliert. Aus dem universellen Stammeln kann ein selektives Stammeln, das nur einzelne Laute betrifft, entstehen. Besonders häufig sind die Laute S, SCH und R betroffen. Das Stammeln findet sich besonders oft bei Schwachsinnigen und bei in der psychischen Entwicklung retardierten Kindern. Oft liegt ihm ein mangelhaftes akustisches Unterscheidungsvermögen zugrunde. Manchmal ist es Folge von Störungen des Kiefers und der Zahnstellung. Es kann aber auch psychogen sein und manchmal nur in bestimmten Situationen auftreten, so z. B. bei Besuchen bei Großmüttern, die die kleinkindliche Sprache rührend finden und das so sprechende Kind in irgendeiner Art dafür belohnen. – Die Behandlung des Stammelns ist in der Regel Sache des Logopäden. Gelegentlich ist eine Beeinflussung des Milieus notwendig.

Eine besondere Form *mangelhafter Sprachentwicklung*, die nicht die Aussprache, sondern den Wortschatz und oft auch die Satzbildung betrifft, läßt sich gelegentlich bei Kindern finden, die von der weiteren Umgebung isoliert in einem engen Kreis aufwachsen, in dem nicht oder nur eine sehr rudimentäre Sprache gesprochen wird. Extrem stark sind derartige Strömungen natürlich bei Kindern, die unter Stummen aufwachsen, zu finden. Häufiger handelt es sich um Kinder aus schlechten Heimen oder aus Familien, in denen kaum gesprochen wird und bei denen es an Kontakt mit einer weiteren Umwelt fehlt, so z. B. auf abgelegenen Bauernhöfen. Besteht bei ihnen wenigstens eine arme Sprache, so lernen sie in der Regel – normale Intelligenz vorausgesetzt – in der Schule im Kontakt mit andern Kindern den Rückstand rasch aufholen. Erstrebenswert wäre natürlich eine Milieubehandlung schon vor dem Schulbeginn. Nicht selten werden solche Kinder von Unerfahrenen als schwachsinnig verkannt. Die rasche Besserung der Störung im sprachlich normalen Milieu korrigiert dann die falsche Diagnose.

Störungen der Intonation sind oft rein organisch bedingt. Psychische Störungen dieser Art sind vor allem die gepreßte Intonation infolge dauernder innerer Spannung, z. B. aus Angst, die ständig vorliegen kann oder nur im Gespräch mit bestimmten Personen, z. B. mit dem gefürchteten Vater oder dem Lehrer, auftritt. Die Ursache ist ein Hypertonus der Muskulatur, die sich direkt beobachten läßt. Auch eine psychogene Heiserkeit ist nicht selten. Eine typische Störung der Intonierung besteht im Beibehalten der hohen Knabenstimme auch nach dem puberalen Wachstum des Kehlkopfes. Meistens genügt zur Korrektur eine logopädische Behandlung. Gelegentlich sind psychotherapeutische Besprechungen nötig.

Das *Stottern* ist eine Störung des Redeflusses. Es kann klonisch sein: dabei werden einzelne Laute wiederholt, bis schließlich der Redefluß weiter geht. Beim tonischen Stottern bemüht sich der Patient längere Zeit vergebens, einen Laut auszusprechen. Die krampfhaften Sprachbewegungen sind oft von Mitbewegungen ganzer Muskelgruppen, die normalerweise am Sprechen nicht beteiligt sind, begleitet; meistens sind es Muskeln des Halses, gelegentlich auch des Schultergürtels und der Arme. Es kann aber vorkommen, daß selbst die Beine beteiligt sind.

Neben einer sicher vorhandenen konstitutionellen Komponente spielen beim Zustandekommen des Stotterns in der Regel sehr stark psychogene Momente mit. Der typische Stotterer ist in seiner Aggressivität gehemmt und spricht bezeichnenderweise oft fließend, wenn er fluchen oder schimpfen kann. Manchmal scheint es, daß das Stottern vor allen Dingen auf im Beginn des Spracherwerbs erfolgte ständige Korrekturen, gelegentlich auch auf ein Nicht-zu-Worte-kommenlassen durch die Umwelt verursacht ist. Kurze Phasen, in denen im Beginn der Sprachentwicklung gestottert wird, sind häufig (sogenanntes physiologisches Stottern). Werden sie von der Umgebung nicht beachtet, so verlieren sie sich meistens bald. Werden sie — gleichgültig ob mit Liebe oder Strenge — korrigiert, so entsteht daraus meistens eine Sprachhemmung, vor allen Dingen ein bleibendes Stottern. Gelegentlich allerdings bezieht sich das Stottern nur auf gewisse Worte, sei es, daß sie bestimmte für den Stotterer schwierige Laute enthalten, sei es, daß sie einen (meist unbewußten) Zusammenhang mit neurotisch verdrängten Inhalten haben. Intelligente Stotterer verstehen es manchmal, derartige Worte durch andere zu ersetzen oder sie zu umschreiben.

Beruht das Stottern einerseits auf einer psychischen Störung, so bewirkt es wiederum weitere Schwierigkeiten: Der Stotterer ist im Umgang mit andern schwer behindert. Er fordert den Spott der andern Kinder heraus und isoliert sich so oft in hohem Maße, wenn er es nicht vorzieht, den Clown zu spielen und die andern willentlich zum Lachen zu bringen, damit er nicht ausgelacht wird. Er ist infolge seiner Sprachhemmung auch in der Schule schwer behindert und oft Objekt bewußt wohlgemeinter, effektiv aber sadistischer erzieherischer Bemühungen der Erwachsenen seiner Umgebung.

Die Behandlung des Stotterns ist oft langwierig und schwierig und keineswegs immer erfolgreich. Frisch unter einem erschreckenden Erlebnis auftretenes Stottern verschwindet gelegentlich spontan und läßt sich manchmal auch mit Psychopharmaka behandeln. Die Therapie des habituellen Stotterns verlangt meistens großen Aufwand. In Frage kommen einerseits logopädische Übungen, anderseits psychotherapeutische Maßnahmen, die oft mit gutem Erfolg von entspannenden Maßnahmen (autogenes Training, Psychopharmaka) unterstützt werden können. Das Ziel der Psychotherapie ist meistens die Förderung der Fähigkeit zur adäquaten Äußerung und Anwendung der

Aggressivität. Dabei müssen nicht selten für die Umgebung unangenehme Phasen gesteigerter Aggressivität nach außen in Kauf genommen werden, die schon auftreten können, wenn die Sprachstörung noch kaum beeinflußt ist. Daher ist, wie ganz allgemein bei Psychotherapien mit Kindern, das Milieu entsprechend zum voraus zu orientieren und darüber zu instruieren, wie es sich bei derartigen Aggressionssteigerungen zu verhalten hat. Geschieht dies nicht in genügender Weise, so wird der Patient oft aus der Behandlung genommen, wenn er sich erst aus dem scheuen Stottern zu einem aggressiven Stotterer entwickelt hat.

Eine für das Kindesalter typische psychogene Störung der Sprache ist schließlich der *Mutismus*, ein Verlust nicht der Sprache, aber des Sprechen-Könnens. Er kann generalisiert sein oder sich als selektiver Mutismus nur gegenüber bestimmten Partnern äußern, meistens gefürchteten Respektspersonen, vor denen es dem Patienten gleichsam „die Sprache verschlägt". Die Ursache liegt in der Angst, für das Sprechen auf irgend eine Art und Weise gemaßregelt zu werden. Für sich allein oder vor dem Publikum durch ein Kasperletheater versteckt kann der Patient aber sprechen. – Die Therapie des Mutismus besteht in einer Stärkung der Selbstsicherheit und des Selbstvertrauens, wozu je nachdem eine einfache intensive Pflege des Kontaktes oder ein Milieuwechsel genügen kann. Oft sind psychotherapeutische Maßnahmen nötig.

Die *Sprache des autistischen Kindes* hat ihre Besonderheiten, obwohl von einer Sprachstörung an sich nicht gesprochen werden kann, wohl aber von einer Funktionsänderung der Sprache. Der autistische Patient benützt die Sprache zu Spielen mit Lauten und dem Sprachrhythmus. Er spricht oft die gleichen Sätze oder Worte stundenweise, manchmal eintönig-stereotyp, manchmal in monotonem Sing-Sang oder aber mit wechselnder Melodie und wechselndem Rhythmus. Er benützt sie aber infolge seiner schweren Kontaktstörung nicht zur Kommunikation. Sehr häufig entwickelt er auch eine Kunstsprache, die autistisch erfundene Worte aufweist. Andere Autisten bleiben stumm.

„Unarten" und „dumme Gewohnheiten"

Zu den „Unarten und dummen Gewohnheiten" werden eine Reihe von Verhaltens-Auffälligkeiten gerechnet, die manchmal nichts mehr sind, als ihre Bezeichnung sagt, aber auch Symptom einer psychischen Störung sein können. Auch hier sind die Übergänge fließend, und manchmal ist es eine Ermessensfrage, ob man die Besonderheiten schon dem Krankhaften zuordnen will oder nicht. Oft aber begleiten sie eine Reihe anderer, krankhafter Symptome, die vielleicht von der

Umwelt nicht beobachtet oder weder als störend noch krankhaft erlebt werden.

Unter den Begriff der Unarten fallen Symptome wie z. B. das Kauen oder das Abreißen von Nägeln, das Fingerlutschen, Haare ausdrehen, mehr oder weniger stereotypes Kratzen, in der Nase bohren, viele Tics, stereotype Bewegungen aller Art, ständiges Verwenden bestimmter Ausdrücke oder Worte, auch Fluchen, Hervorbringen nicht verbaler Töne und Geräusche, Naschsucht und anderes.

Derartige Erscheinungen lassen sich häufig durch Erziehungsmaßnahmen beheben. Oft aber sind sie durch solche überhaupt nicht zu beeinflussen. Sie können oft am leichtesten als Ausdruck einer inneren Spannung gedeutet werden. Sie lassen sich den Übersprungsbewegungen der Tiere vergleichen, die dann auftreten, wenn ein Handlungsablauf verhindert wird (z. B. das Weglaufen eines Tieres im Käfig) oder aber ein Trieb (z. B. der Hunger) schon gestillt ist, der Antrieb aber noch nicht erloschen ist (Appetenz-Verhalten). Manchmal scheinen derartige Handlungen in ihrem Inhalt nicht deutbar zu sein. Häufig aber läßt sich der Sinngehalt erfassen. Fingerlutschen gibt eine orale Befriedigung, die Geborgenheit erleben läßt und auch auftritt, wenn kein Hunger besteht. Nägelkauen und Nägelabreißen und Kratzen sind Ausdruck einer vor allem aggressiven Spannung, die bestehen bleibt, weil die Aggression nicht durchgeführt werden kann (es ist dem Verhalten eines Fuchses vergleichbar, der seine in der Falle festgehaltene Pfote abbeißt, weil ihm kein Feind, den er beißen könnte, gegenüber steht). Ähnlich ist das Haare-Ausreißen eines Kindes zu verstehen, das unter quälender Spannung, z. B. infolge eines starken Schmerzes, steht. Die jactatio capitis (Kopfwackeln) und corporis (Schaukeln) scheint ein Lustgefühl auszulösen, indem sie eine innere Spannung abreagieren lassen. Sie finden sich besonders bei hypermotorischen und leicht erregbaren Kindern sowie bei solchen, die affektiv zu wenig betreut werden. – Die Behandlung derartiger, den erzieherischen Bemühungen widerstehender Handlungen besteht in der Entspannung des Patienten durch Vermittlung eines Geborgenheitsgefühls. Je nach der zugrunde liegenden Situation gelingt dies oft leicht und durch einfache von den Eltern durchzuführende Maßnahmen (z. B. leichte, streichelnde Rückenmassage). Manchmal ist sie äußerst langwierig. Oft ist die Verwendung von entspannenden Medikamenten erfolgreich.

Gelegentlich werden aber auch durch neurologische Krankheiten Symptome hervorgerufen, die als „dumme Gewohnheit" mißdeutet werden. Zu diesen gehören tic-artige Bewegungen und Muskelkloni (z. B. bei Epilepsie), ausfahrende Bewegungen bei der Chorea minor und ähnliches. Im Anfangsstadium der Nervenkrankheit ist ihre Abgrenzung von psychogenen Störungen oft nicht leicht, da auch durch organische Erkrankungen hervorgerufene Symptome oft psychologisch sinnvoll gedeutet werden können. Eine erzieherische oder psychotherapeutische Behandlung versagt bei ihnen.

Eine Reihe zufälliger Gewohnheiten sind oft im Grunde genommen Zwangshandlungen oder ritualisierte Handlungen, die Sicherheit oder Erfolg garantieren sollen. Sie symbolisieren oft Handlungen, die an sich nicht oder nicht in jeder Situation durchgeführt werden können. So führte z. B. ein sechsjähriges Mädchen mit einer schweren Zwangsneurose und autistischen Zügen ein kleines Auto im Munde mit, weil sie sich im Auto vor der Umwelt geschützt fühlte. Ein 12jähriger Knabe hielt darauf, in der Tasche eine Reihe von kleinen Ästchen mitzuführen, in die er Gesichter geschnitten hatte, weil er sich sicherer fühlte, wenn er diese selbst erschaffenen Menschen bei sich hatte.

Tötung und Körperverletzung

Gewalttaten sind am häufigsten beim Pubertierenden und Adoleszenten zu finden, kommen aber auch bei jüngeren Kindern vor. Ihre Motive und Ursache sind äußerst vielgestaltig. Vor der Pubertät handelt es sich oft um spielerische und unbedachte Handlungen, z. B. im Laufe eines Kriegs- oder Indianerspiels. Gelegentlich kommen Tötungen auch aus Rache und Eifersucht vor. Es handelt sich dabei bei jungen Kindern um Handlungen, deren Tragweite nicht abgeschätzt werden kann. Auch bei älteren Kindern kommen beabsichtigte Tötungen vor, meistens um eine Schuld zu verdecken. So erschoß ein zwölfjähriger Knabe eine alte Frau, die er versehentlich beim Schießen auf Spatzen angeschossen hatte und die ihm mit Anzeigen drohte. Er versuchte dann planmäßig, die Spuren seines Verbrechens zu verdecken. Es handelte sich um einen unreifen Knaben mit schwacher Persönlichkeitsentwicklung, aber guter Intelligenz, der sich auch schon früher als besonders leicht verführbar und milieuempfindlich erwiesen hatte. Unter sorgfältiger erzieherischer Betreuung, auch in bezug auf die Schulausbildung, ließ er sich bis zum Erwachsenenalter nie mehr Kriminelles zu Schulden kommen. Er blieb aber leicht beeinflußbar und in seiner Persönlichkeit ungefestigt. Zwei bewußte Mordversuche wurden von einem unintelligenten, psychisch unreifen, verwahrlosten Knaben von 12 Jahren durchgeführt, indem er seinen kranken Vater, der ihn brutal behandelte, einmal durch einen Hammerschlag auf den Kopf und einmal, indem er seinem Tee Salzsäure zusetzte, zu töten versuchte. Der Zweck der Handlungen war, seine Versetzung aus der Familie in ein Heim zu erzwingen. Manchmal allerdings handelt es sich bei derartigen Gewaltverbrechen um Impulshandlungen, die aus einer momentanen Verstimmung und gesteigerter Reizbarkeit heraus entstehen. So versuchte ein siebenjähriger Knabe innerhalb von zwei Tagen, dreimal nacheinander das gleiche Mädchen umzubringen, indem er es zweimal mit einer Schnur gefährlich strangulierte und darauf versuchte, es unter ein fahrendes Auto zu stoßen mit der ausdrücklichen Angabe, er habe es töten wollen. Unter Umständen können Gewalthandlungen auch einmal in einem Dämmerzustand erfolgen. Ein sehr empfindsamer, differenzierter Knabe mit einer Hirnstörung unbekannter Genese und einer durch diese bedingte Neigung zu schweren Verstimmungen, die sich nicht immer von eigentlichen Dämmerzuständen abgrenzen ließen, erschoß in einem derartigen Zustand ohne äußeren Anlaß seinen Bruder mit einem Gewehr, das geladen in seiner Reichweite stand. Bei der Motivation mag dabei mitgespielt haben, daß das Opfer mit dem Patienten das Bett teilen mußte und chronischer Bettnässer war.

Einfache Körperverletzungen mehr oder weniger schwerer Art können durch unglückliche Umstände durch unauffällige Kinder fahrlässig herbeigeführt werden. Oft sind sie Folge eines übermäßigen Spieleifers und mangelnder Kritik. Bewußt herbeigeführte Körperverletzungen sind bei Kindern selten, häufiger bei Adoleszenten und entsprechen der auch beim Erwachsenen üblichen Motivation durch Haß, Wut usw.

Suizid und Suizidversuch. Suiziddemonstration

Echte Suizide oder ernst gemeinte Suizidversuche sind bei Kindern vor der Pubertät äußerst selten. Gelegentlich können rein demonstrativ gemeinte Suiziddrohungen zum Tod führen. Es handelt sich dabei aber eigentlich um Unfälle. Suiziddrohungen werden von vorpuberalen Kindern recht oft geäußert. Sie gehen vom laut geäußerten Wunsch, sterben zu können bis zur eindeutigen Drohung, sich umzubringen. Sie sind meist Ausdruck des Trotzes oder der Wut, manchmal auch von Verzweiflung und in ihrem Inhalt so gut wie immer von der Welt der Erwachsenen übernommen. Sie verfehlen die gewünschte beunruhigende Wirkung auf die Umgebung selten, verschwinden aber, sobald sie von der Umgebung nicht ernst genommen werden.
In der Pubertät sind Suizide häufiger, und zwar seltener als Folge eines unlösbar scheinenden Konflikts, dem der Jugendliche entgehen will, als als einfallsmäßige Reaktion in einer Verstimmung oder in großer Angst z. B. vor Strafen. Obwohl Drohungen und demonstrative harmlose oder wenigstens harmlos gemeinte Handlungen, die den Ernst der Worte unterstreichen sollen und damit auf die Umwelt wirken wollen, häufig, Suizide selten sind, darf man sich nicht auf die falsche Regel verlassen, daß der, der von Suizid spreche, niemals Suizid begehe. Nicht so selten weiten sich Suiziddemonstrationen infolge einer Trotzhaltung zu einem echten Suizid aus, dann nämlich, wenn die Umgebung auf die Demonstration nicht reagiert. Bilanzsuizide sind bei Jugendlichen selten, kommen aber vor. Meistens ent-

stehen Suizidhandlungen aus einer depressiven Erregung heraus. Oft handelt es sich um Einfälle oder Impulse, die dann realisiert werden, wenn ein unglücklicher Zufall gerade die Möglichkeit zum Selbstmord bietet, so z. B. wenn ein junges Mädchen im Laufe einer erregten Auseinandersetzung im Treppenhaus sich plötzlich in die Tiefe stürzt oder wenn ein sich verlassen fühlender Bursche in seiner Verzweiflung wegläuft, an einer herabhängenden Schlinge vorbeigeht, diese erblickt und sich kurzerhand damit stranguliert. Es führen unter Umständen aber auch lange dauernde depressive Entwicklungen zu überlegten und wohl vorbereiteten Suizidhandlungen. Während vor Jahrzehnten die häufigste Suizidursache des Jugendlichen ein unlösbar scheinender Autoritätskonflikt (meist mit dem Vater) war, so sind es heute eher mangelnde Geborgenheit und innere Isolierung infolge ungenügender affektiver Betreuung. Selbstverständlich kommen auch beim Jugendlichen Suizide infolge einer endogenen Psychose vor.

Feuer legen und Brandstiftung

Das Verursachen von Bränden durch Kinder vor der Pubertät ist häufig, bewußte absichtliche Brandstiftung selten. Untersuchungen an einer großen Zahl von jungen Kindern, die Schadenbrände verursacht haben, sind bis heute nicht durchgeführt worden. Die folgenden Ausführungen entsprechen daher im Grunde genommen einem nur vorläufigen Wissen. Es scheint festzustehen, daß von Kindern verursachte Feuersbrünste weitaus am häufigsten von Knaben, oft von einer kleinen Gruppe, im Alter zwischen 3 und 6 Jahren ausgelöst werden. Ein Teil dieser Knaben scheint psychisch gesund zu sein. Die Ursache der Schadenfeuer ist dabei wohl in erster Linie der unglückliche Zufall, der die an sich normale Freude des Kindes am Feuer zur Ursache eines Brandes werden ließ. Die Maßnahmen, die gegen solche unglückliche Zufälle getroffen werden können, liegen auf der Hand. Sie bestehen einerseits im Fernhalten des Kleinkindes von den Möglichkeiten, unbeaufsichtigt ein Feuer anzufachen und in einer Erziehung, die dem Kinde beibringt, wann, wo und wie ein Feuer angezündet werden darf, ohne daß ein Schaden eintritt. Häufig scheinen allerdings auch bei kleinen Kindern Feuerstiftungen aus komplexeren Gründen, vor allen Dingen infolge affektiver Spannung vorzukommen, so z. B. bei einem Fünfjährigen, der von einer Magd auf der Toilette zu sexuellen Spielereien mißbraucht worden war und anderntags am gleichen Orte Feuer legte. Ein achtjähriger in der psychischen Reifung retardierter Knabe wurde zum Brandstifter aus Geltungssucht und um Lob einzuheimsen: Er hatte sich vor der Brandstiftung am Hause der Pflegefamilie, angeregt durch einen Bericht über einen Brand, den er unmittelbar vor der Tat vernommen hatte, erkundigt, was er zu tun hätte, wann ein Brand ausbrechen würde.

Auf die Belehrung, er müßte sich in diesem Falle vor allem der kleinen Kinder der Familie annehmen, ging er in die angebaute Scheune und entzündete den Heustoß, um dann sogleich pflichtbewußt und umsichtig die kleinen Kinder zu retten, wofür er vorerst Lob und Anerkennung einheimste, bis er als Brandstifter erkannt wurde. Noch Tage nach dem Brand gefiel er sich darin, den Nachbarn, auf den Ruinen stehend, zu zeigen, wie und wo er das Feuer gestiftet hatte.

Brandstiftungen im Sinne einer beabsichtigten Handlung sind bei Kindern sehr viel seltener. Sie sind vor allem bei älteren zu finden. Sie können bei Verwahrlosten und bei aus organischen Gründen enthemmten Patienten vorkommen und einerseits Mittel sein, etwas Bestimmtes zu bewirken, z. B. die Entlassung aus einem Heim, die anders nicht erzwungen werden kann. So steckte ein zwölfjähriger Knabe, der in unglückseligen Familienverhältnissen lebte und schon zweimal schwächliche Mordversuche an seinem krank im Bett liegenden Vater gemacht hatte, das eigene Haus in Brand, um in ein Heim gebracht zu werden. Das Feuer konnte aber bald, ohne großen Schaden angerichtet zu haben, gelöscht werden. Kurz darauf legte er in der Scheune des Nachbarn Feuer, die bis auf den Grund niederbrannte. Damit hatte der Patient sein Ziel erreicht: Er wurde einem Heim zur Erziehung anvertraut. Gelegentlich erfolgt eine Brandstiftung auch aus Rache am Besitzer des in Brand gesteckten Objekts. Kinder und Jugendliche mit einer organischen Hirnstörung legen gelegentlich einmal einen Brand aus einem dranghaften Spannungszustand heraus, den sie — oft aus einer von außen bedingten Einengung — nicht anders lösen können. Dabei spielen allerdings oft die oben erwähnten Motive zusätzlich eine mehr oder weniger starke Rolle. Die Brandstiftung durch Epileptiker ist, entgegen den Angaben der älteren Literatur, nicht häufiger als die durch andere Kinder und Jugendliche mit einer organischen Hirnstörung. Ein Teil der Pyromanen muß wohl den Hirngeschädigten zugeteilt werden. Neurotisch bedingte pyromane Handlungen sind beim Kinde wohl sehr selten, bei Jugendlichen häufiger. Auch bei ihnen spielen Zwangshandlungen, aber auch psychogene Bewußtseinstrübungen eine Rolle. Inhaltlich sind dabei oft sexuelle Konflikte und Spannungen beteiligt. Klassisch ist die Brandstiftung aus Heimweh, also aus einer Aktual-Depression. Sie findet sich auch bei Patientinnen und hat wohl eine Kombination verschiedener Motive zur Grundlage. Einerseits wird der abgelehnte Aufenthalt im fremden Haus so unmöglich gemacht, anderseits ist das Feuer nicht zuletzt Symbol der (in der Fremde vermißten) Wärme, Geborgenheit und Liebe. Außerdem hat das Feuer auch bei derartigen Patienten eine entspannende Funktion.

Als allgemeine Regel kann gelten, daß Feuerlegen durch Ungeschick und ohne Absicht bei kleinen Kindern am häufigsten ist, daß aber schon bei diesen Mangel an Geborgenheit ein wesentlicher Faktor sein kann. Bei älteren Kindern finden sich mit zunehmendem Alter zunehmend krankhafte Störungen.

Die Prophylaxe des Feuerlegens durch kleine, normale Kinder wurde schon kurz erwähnt. Bei den krankhaften Brandstiftern besteht die Prophylaxe vor allem im Verhüten krankhafter Störungen, in viel geringerem Maße auch in einer allgemeinen Verminderung der Brandgefahr an sich.

Das Verursachen eines Brandes hat auf das Kind, von dem das Feuer gelegt worden war, oft schwerwiegende Folgen. Es reagiert, ähnlich wie das Opfer eines Sexualdeliktes, allerdings manchmal mehr auf das Verhalten der Umwelt als auf den Brand selber. Die Umweltreaktionen sind naturgemäß sehr verschieden. Sie gehen von einer relativen Gleichgültigkeit, die sehr bald nach dem Brand auftritt, besonders wenn das Brandobjekt gut versichert war, bis zu einer lange dauernden und oft mitleidlosen Degradierung des „Schuldigen", dem sein „Verbrechen" während Jahren nachgetragen wird. Sie führen unter Umständen über eine chronische Angsteinstellung der Umgebung zu schweren Angstneurosen und Feuer-Phobien. Häufig finden sich bei solchen Kindern, die beim Feuerlegen offensichtlich psychisch gesund waren, bei genauer Untersuchung noch jahrelang Feuerängste, quälende Feuerträume und ein latentes, mehr oder weniger stark verdrängtes krankhaftes Schuldgefühl. Derartige Störungen sind häufig der psychotherapeutischen Behandlung zugänglich, vorausgesetzt allerdings, daß die Störung nicht durch eine ebenso krankhafte Einstellung der Umgebung ständig neue Nahrung erhält.

Weglaufen und Vagabundieren; Schulschwänzen

Weglaufen und Vagabundieren sind recht häufige Symptome bei Kindern. Am häufigsten kommen sie bei der Verwahrlosung vor. Sie sind dabei einmal einfach Ausdruck eines verwahrlosten Familienstils. So wenig wie die Erwachsenen ihrer nächsten Umgebung, halten sich die Kinder an einen einigermaßen geordneten Tagesablauf. Sie streunen umher, und es braucht mangels eines verbindlichen Zusammenhaltes innerhalb der Familie wenig, ein Wegbleiben über Nacht zu bewirken. Das Schulschwänzen ist dabei nur ein Ausdruck der allgemeinen Einstellung. Nicht selten entsteht besonders in der Pubertät aus dem nur vorübergehenden Weglaufen eine eigentliche Flucht von der Familie weg mit dem Zweck, einen angenehmeren Platz zu finden. Bei der Motivation spielen manchmal auch Abenteuerlust oder romantische Vorstellungen eine wesentliche Rolle. Ähnliche Motive bewirken gelegentlich auch das Weglaufen aus Heimen. Andere Kinder laufen hingegen aus Heimweh und mangels Geborgenheit aus Pflegeplätzen und Heimen weg, dann, wenn sie im Heim keinen Schutz vor Quälereien von Mitinsassen finden, wenn sie in der Pflegefamilie nicht das nötige Verständnis finden usw. Häufig ist auch das Weglaufen aus Angst vor Strafe, besonders bei psychisch retardierten, ängstlichen Kindern. Oft ist das Motiv des Weglaufens aber Trotz und Wut. Das Kind will die Eltern mit seinem Weglaufen bestrafen und ängstigen. Ist der Affekt einmal abgeklungen, so behindert die Angst vor Strafe nicht selten eine Rückkehr. Es versteckt sich dann oft in nächster Umgebung des Hauses, und nicht selten beobachtet es aus sicherem Versteck die Bemühungen der Erwachsenen, es zu finden.

Im Gegensatz zu diesem einfühlbaren Weglaufen steht das Weglaufen von Kindern mit organischer Hirnschädigung, das aus einem inneren Drangzustand heraus entsteht. Es erfolgt meistens spontan und ohne weitere Vorbereitung, gelegentlich auch aus geringem äußeren Anlaß. So traf ein infantiler 15jähriger Knabe mit leichtem Hirnschaden auf seinem Weg von seiner Arbeitsstelle nachhause auf einen Wegweiser zu einer Stadt. Er erinnerte sich daran, daß in dieser Stadt ein Knabe wohne, den er kannte und schon lange nicht mehr gesehen hatte, beim nächsten Wegweiser, der in gleicher Richtung wies, kam ihm der Gedanke, er könnte diesen Knaben eigentlich einmal besuchen. Wie er auf den dritten Wegweiser stieß, der wiederum den Weg in die gleiche Stadt wies, wendete er seine Marschrichtung und begab sich auf den vom Wegweiser angezeigten Weg. Häufiger allerdings sind bei derartigen Patienten unvorbereitete, ziellose Wanderungen, deren einziges Motiv ein Wanderdrang (Poriomanie) ist. Mangels jeglicher Vorbereitung und infolge einer allgemeinen Neigung zu Impulshandlungen werden auf derartigen Wanderungen nicht selten kriminelle Gelegenheitshandlungen ausgeführt, meistens Kleindiebstähle zur Verschaffung von Nahrung, Gebrauchsdiebstähle von Fahrrad, Motorrad oder Auto, Einbrüche in Ferienhäuschen, um ein geschütztes Nachtlager zu finden usw. Gelegentlich erfolgt auch das Weglaufen in einem typischen Dämmerzustand, so daß der davon betroffene Patient nachher weder über Motiv seiner Handlung noch über seinen Weg Auskunft geben kann.

Manchmal lassen sich die verschiedenen Typen des Weglaufens und Vagabundierens nicht scharf gegeneinander abgrenzen. Einmal steht beim gleichen Patienten mehr das Psychogene, ein andermal mehr die organisch bedingte Störung im Vordergrund, so z. B. bei einem zehnjährigen Mädchen mit einer organischen, nicht näher spezifizierbaren Hirnstörung, das während Jahren bei der Großmutter lebte und von dieser verwöhnt wurde, um später zur Mutter zu kommen, von der sie erzieherisch streng gefaßt wurde. Sie lief von der Mutter ein erstes Mal weg, um die Großmutter aufzusuchen. Dabei verschaffte sie sich in raffinierter Weise ein Bahnbillet, obwohl sie kein Geld hatte. Wenige Wochen später verließ sie in kurzen Abständen zweimal das Haus bei strömendem Regen und ohne Regenschutz. Sie wurde jeweils nach langem Suchen irgendwo im Wald erschöpft und in fiebrigem Zustand gefunden. Die Untersuchung ergab, daß es sich beidemal um einen Dämmerzustand gehandelt hatte.

Stehlen

Das Stehlen des Kindes ist ein häufiges Symptom, das sehr verschieden ausgebildet sein kann. Das Kleinkind pflegt normalerweise zu nehmen, was es gelüstet. Erst später wird es durch Erziehungsmaßnahmen dazu gebracht, sich nicht einfach fremdes Gut anzueignen. Diese Erziehung setzt voraus, daß das Kind den Sinn für Besitz entwickelt hat. Die Erziehung, die bezweckt, das Stehlen zu verhindern, fordert vom Kind den freiwilligen Verzicht auf Begehrtes, das ihm nicht gehört. Dieser Verzicht wird am ehesten dann geleistet, wenn es dafür Liebe erhält. Fehlende Liebe führt dementsprechend oft zum Stehlen. Dabei werden sinnvollerweise besonders die Familienmitglieder bestohlen. Das Kind nimmt sich also dort, wo es zu wenig erhält. Dies geschieht einerseits im Sinne einer Entschädigung, anderseits aber im Sinne einer Rache. Hier entwendet es den andern (z. B. der Mutter), dort nimmt es für sich. So stahl ein fünfjähriger Knabe regelmäßig größere Geldsummen zuhause, um sie dann irgendwo zu verstecken und ohne sich je mit dem Geld etwas zu kaufen. Außerdem bereitete er durch Zerstören irgendwelcher Gegenstände des Haushaltes große Schwierigkeiten. Die Abklärung ergab, daß der Patient sich gegenüber seinen beiden Geschwistern benachteiligt fühlte und sich so an den Eltern für seine zwar objektiv nicht, aber subjektiv sehr wohl vorhandene Benachteiligung rächen wollte. Die Motive der Handlung sind dem Kinde oft bewußt, so daß von einem neurotischen Verhalten im engeren Sinn nicht gesprochen werden kann. Oft sind neben den erwähnten Ursachen noch weitere im Spiele. So erfolgen typischerweise Gelddiebstähle zuhause, worauf dann Süßigkeiten (als Liebesersatz) gekauft werden. Diese werden aber nicht oder nur z. T. selbst verzehrt, sondern andern Kindern weiter gegeben, einerseits weil sich das kontaktgestörte Kind bei diesen Liebe verschaffen will (die es eigentlich zuhause erhalten sollte), anderseits wohl auch, um die Schuld mit andern zu teilen und damit subjektiv herabzusetzen.

Nicht jedes Stehlen ist so verursacht. Der jugendliche Dieb, der außerhalb der Familie stiehlt, ist weitaus am häufigsten verwahrlost. Er hat einerseits weniger Liebe zuhause erfahren als er nötig gehabt hätte. Er hat aber auch den Vater nicht als positive Autoritätsfigur erlebt. Seine Gewissensbildung ist ungenügend. So hat er nicht gelernt, freiwillig auf begehrte Objekte zu verzichten. Häufig erfährt er auch, daß zuhause nicht nach der Herkunft von Gegenständen gefragt wird und er für sein Stehlen nur dann zuhause bestraft wird, wenn er auswärts erwischt worden war. Er stiehlt dann nicht, wenn er annimmt, erwischt und bestraft zu werden und eignet sich an, wenn er damit rechnet, es ungestraft tun zu können. Er findet häufig auch Anschluß an andere, die sich gleich verhalten, so daß es oft zur Bildung von Diebsbanden kommt, in denen erfolgreiches Stehlen Ansehen und hohen sozialen Rang bedeutet. – Ist beim Verwahrlosten die Gewissensbildung ungenügend, so daß kein Verzicht geleistet werden kann, so ist beim Kinde mit einer organischen Hirnstörung im Sinne eines hirnlokalen Psychosyndroms der Impuls, sich das anzueignen, was ihm gerade in den Sinn kommt, stärker als die Hemmung, Verbotenes zu tun. Der Diebstahl erfolgt bei ihm typischerweise unüberlegt und einfallsmäßig. Im Gegensatz zum Verwahrlosten sucht es sich weniger eine Gelegenheit zum Stehlen, als daß es zufällig auf eine Gelegenheit stößt. – In ihrer psychischen Reife retardierte, innerlich unselbständige Kinder lassen sich von andern häufig zum Stehlen verführen, um so durch eine Heldentat ihre soziale Stellung zu verbessern. Oft aber sind sie einfach nicht fähig, den Befehlen anderer zu widerstehen oder dem Terror anderer anders als durch den befohlenen Diebstahl auszuweichen. Sie werden so oft zum bestraften Opfer, dem von den andern ein ganzes Diebsgut längst abgenommen worden ist. – Auch zwanghaftes Stehlen kann beim Kinde gelegentlich vorkommen, manchmal zusammen mit einer krankhaften Sammelwut. Eine eigentliche Kleptomanie kommt erst im Pubertätsalter vor und dann vor allem bei Mädchen.

Die Behandlung des Stehlens hat sich nach seiner Ursache zu richten. Wenn Strafen bei Verwahrlosten, allerdings nur in Zusammenhang mit einer führenden Kontaktpflege, noch sinnvoll sein können (weil sie zu einer Entspannung beim Täter führen), so sind sie beim Kinde, das mangels Liebe stiehlt, falsch am Platze. Hier ist eine intensive liebevolle Betreuung allein wirksam, wobei es darauf ankommt, die Liebe dem Kinde so zu zeigen, daß es sie erleben kann. So sind körperliche Zärtlichkeiten beim kleinen oder beim retardierten Kinde angezeigt, gemeinsame Unternehmungen von Vater oder Mutter und Kind beim älteren. Schwierig zu beeinflussen ist das impulsive Stehlen vieler Patienten mit organischem Hirnschaden. Bei ihnen führt unter Umständen nur noch reine Dressur zum Erfolg. Oft bleibt auch diese wirkungslos.

Lügen, Pseudologia phantastica

Das Kleinkind macht noch keinen scharfen Unterschied zwischen Vorstellung und Realität. Es kann daher auch nicht lügen, wenn man darunter ein Aussagen versteht, das bewußt etwas sagt, was der Realität nicht entspricht. Dies ist nicht allgemein bekannt und führt nicht selten dazu, daß Kleinkinder zu unrecht wegen Lügens bestraft werden. Lügen aus Notwehr ist an sich nicht krankhaft und die normale Waffe des Schwachen. Es kommt vor allem bei Verwahrlosten vor und hat zum Ziel, sich bequem Erwünschtes zu verschaffen und Unangenehmes zu vermeiden. Krankhaft aber ist das Lügen aus Geltungssucht, bei dem je nachdem bewußt falsche Aussagen gemacht werden, dann aber wieder Kombinationen von Vermutungen, bloßen Vorstellungen und bewußt entstellter Wahrheit gegeben werden. Je mehr die Geltungssucht im Vordergrund steht und je mehr konfabuliert wird, desto krankhafter wird das Lügen, das dann als Pseudologie bezeichnet wird. Es handelt sich um einen Versuch, sich in unangepaßter Art und Weise Geltung zu verschaffen, weil man von den übrigen Menschen isoliert ist und sich nicht so geschätzt sieht, wie man es sein möchte. Je nachdem steht das Symptom einmal einer Trotzeinstellung, ein andermal den Zwangssymptomen nahe. Es ist am häufigsten bei Kindern, besonders älteren Mädchen zu finden, die in die Gemeinschaft nicht aufgenommen sind und denen das Theatralisch-Demonstrative nahe liegt. Selbstverständlich führt das pseudologische Verhalten nur zu weiterer Isolation. Gelegentlich bringt es aber nicht nur den Patienten selbst, sondern auch die Mitmenschen in Gefahr, z. B. wenn eine Pseudologin angibt, sexuell mißbraucht worden zu sein. Die Zuhörer glauben derartige Angaben umso eher, als sie sowieso geneigt sind, das vermeintliche bemitleidenswerte Opfer zu schützen. Pseudologien betreffen besonders bei jugendlichen Mädchen sehr oft, aber keineswegs immer, das sexuelle Gebiet. Sie können ebenso sehr finanzielle Verhältnisse, vornehme oder geheimnisvolle Abstammung, kriminelle Erlebnisse und vieles andere zum Thema haben. Gelegentlich entstehen pseudologische Phantasiegespinste aus einer noch nicht pathologischen Lüge, die dann aus Angst vor Entdekkung weiter gesponnen wird, bis das Kind zwischen Wahrheit und Lüge selbst nicht mehr sicher unterscheiden kann. Wie bei allen andern Symptomen sind auch hier die Grenzen zwischen normal und krankhaft unscharf. Auch gesunde Menschen können pseudologische Aussagen machen, besonders wenn sie unter einem starken Affekt stehen, wobei Phänomene der Massenpsychologie oft eine große Rolle spielen. Kinder sind derartigen Erlebnissen entsprechend ihrer verhältnismäßig schwachen Eigenständigkeit mehr ausgeliefert als Erwachsene.

Wenn auch der Inhalt einer Pseudologie oft von seinem Schöpfer selbst wenigstens teilweise geglaubt wird, so wird er doch nach einiger Zeit in der Regel korrigiert. Das Phantasiegebäude des Pseudologen ist meistens nicht fest, sondern wechselt immer wieder.

Die Behandlung des Lügens ist eine erzieherische und hat vor allem darin zu bestehen, dem Kinde so viel Sicherheit, Mut und Ehrgefühl zu geben, daß es auf das Lügen verzichten kann. Dazu braucht es einerseits Liebe in einer Form, in der sie vom Kind erfahren werden kann und anderseits das Vorbild. Mit Strafen allein bringt man das Kind im besten Falle dazu, das Lügen zu vermeiden, wenn es wahrscheinlich ist, daß die Lüge entdeckt wird, ein Verhalten, das man nicht bloß bei vielen Kindern, sondern auch bei Erwachsenen findet. Die Behandlung der Pseudologie ist weit schwieriger. Es geht auch hier darum, der pseudologisierenden Person den Weg zu zeigen, sich in der Gesellschaft durch echte Leistungen eine ihr zustehende Stellung zu verschaffen, sie zur Einsicht zu bringen, daß man, wenn man Liebe will, auch Liebe geben muß. Je nachdem ist diese Aufgabe heilpädagogisch zu lösen oder aber psychiatrisch. Die Hauptschwierigkeit der Behandlung liegt auf jeden Fall in der Neigung des Therapeuten bzw. des Erziehers, dem Patienten seine Pseudologien übel zu nehmen, sie ihm moralisierend vorzuwerfen und so den Zugang zum Patienten zu verpassen. In der Behandlung sind erläuternde Kommentare über den Inhalt der Pseudologie (die aber nicht im fragenden, sondern wirklich im kommentierenden Sinn gestellt werden müssen) oft von großer Wirksamkeit.

Aggravation, Simulation, hysterische Symptome

Unter Aggravation versteht man eine an die Umwelt gerichtete Überbetonung, unter Simulation ein an die Umwelt gerichtetes bewußtes Vortäuschen eines Symptoms. Beide stehen dem Lügen sehr nahe. Das hysterische Symptom richtet sich ebenso an die Mitmenschen wie die Simulation und Aggravation, doch wird es nicht bewußt und willentlich produziert.

Aggravation und Simulation stehen als bewußte Täuschungsmanöver auf der Grenze zwischen der Norm und Krankhaftem. Eindeutig krankhaft sind sie dann, wenn sie vor Frustrationen schützen sollen, die einem normalen Kinde ohne weiteres erträglich sind. Sie benützen nicht nur körperliche Zustände, sondern auch affektive Reaktionen wie z. B. Fröhlichkeit, Trauer, Schmerz, Angst usw. In der Regel entstehen sie durch das Erleben angenehm empfundener Reaktionen der Umwelt auf eine wirkliche Störung und kommen dann besonders häufig vor, wenn die Erziehung nicht Selbstbeherrschung erstrebt und wenn die erziehende Umwelt bereit ist, kleine Schmerzen und geringe Äußerungen von Unlust, Trauer usw. tragisch zu nehmen. Das Fehlverhalten verschwindet meistens sehr bald, wenn die Umwelt darauf nicht mehr so reagiert, wie das Kind bezweckt hat.

Das hysterische Symptom benützt die gleichen Ausdrucksmöglichkeiten, doch tritt es ohne bewußte Absicht des Patienten auf. Sein Ursprung ist oft der gleiche wie bei der Aggravation und Simulation. Das Bild ist aber oft massiver und auch für eine weitere Umgebung nicht leicht durchschaubar.

Alle drei Erscheinungen appellieren in mehr oder weniger theatralischer Art an das Mitleid. Während das Bild der Aggravation und Simulation sich meistens einfacher Mittel bedient, kann das hysterische Symptom oft kompliziertere Erscheinungsformen entwickeln. Es erscheint manchmal unter dem Bild einer Primitivreaktion auf ein erschreckendes Ereignis und steht dann der Übersprungsbewegung und dem Todstellreflex des Tieres sehr nahe. Zu diesem gehören z. B. das sich Rollen am Boden, das Ausreißen der Haare oder das Zerkratzen des Gesichts aus Verzweiflung. Manchmal benützt es fremde Vorbilder. So kann z. B. ein Kind, das durch pektanginöse Schmerzen der Mutter geängstigt wird, plötzlich die gleichen Herzschmerzen fühlen und mit der gleichen Angst reagieren wie die Mutter. Das Erbrechen eines andern kann ein Kind ebenfalls zum Erbrechen bringen und dergleichen. Viele Tics, Lähmungen, Schmerzempfindungen, Angst- und Traueräußerungen, aber auch alle andern Symptome können hysterische Symptome sein. Typisch ist immer, daß der Vorgang vor Zuschauern abläuft. Er ist ein Hilferuf.

Wenn auch der Inhalt des hysterischen Symptoms aus der Psychogenese zu verstehen ist, so kann es (als psychogenes Symptom) auch bei Kindern mit organischen Hirnschäden vorkommen. Der Hirnschaden bewirkt eine größere Empfindlichkeit, bringt das Kind leicht in eine Situation, in der es überfordert wird und die es wegen seinen organisch bedingten psychischen Störungen (z. B. wegen einer intellektuellen Schwerfälligkeit) nicht wie ein anderes Kind vermeiden kann.

Kann das hysterische Symptom mehr oder weniger jedes psychiatrische Symptom anderer Genese imitieren, wobei es aber im Gegensatz zu diesem eines Publikums bedarf, so können unter Umständen andere psychiatrische Symptome auch einmal als hysterisch mißdeutet werden, weil sie theatralisch und krankhaft wirken. Sogenannt „hysterischem" Verhalten liegt z. B. manchmal eine Epilepsie zugrunde.

Zwangssymptome

Zwangssymptome sind bei Kindern nicht selten. Sie sind gelegentlich nur ein Nebensymptom, stehen aber manchmal im Vordergrund und scheinen das ganze Bild zu beherrschen. Im einzelnen finden sich beim Kinde die gleichen Bilder wie beim Erwachsenen. Am häufigsten sind wohl zwangshafte Ordnung genau festgelegter Art, Kontrollzwänge (z. B. ob die Türe geschlossen, die Lichter gelöscht, der Herd ausgeschaltet ist) und Waschzwänge. Ein vierzehnjähriges Mädchen entwickelte aus einer ausgesprochenen Ablehnung der Mutter und nachdem sie allein ihre vollkommen demente Großmutter, die mit Stuhl und Urin unrein war, hatte betreuen müssen, eine schwere Zwangsneurose. Sie badete nicht bloß zweimal täglich, sondern wusch auch jeden Abend ihre Unterwäsche und ihren Rock. Sie weigerte sich während vieler Monate, andere Wäsche oder Kleider zu benützen. Nach den Menses wechselte sie die Leintücher des Bettes, auch wenn diese eben frisch eingebettet worden waren und keine Flecken aufwiesen. Sie aß nur noch aus ihrem Teller und mit ihrem Besteck, das sie selbst abwusch und weigerte sich auch, ihrer Mutter die Hand zu reichen, da ihr davor ekelte.

So verschieden sich Zwänge manifestieren können, so haben sie doch alle etwas gemeinsam: Der Patient muß etwas tun, lassen oder denken, weil er sich gegen seine eigentliche Absicht dazu gezwungen sieht und ihn das Nichtbefolgen eines Zwangsimpulses in eine unerträgliche innere Spannung versetzt. Allerdings lassen sich auch die Zwänge gegen andere Erscheinungen nicht scharf abgrenzen, so vor allem gegen eingeschliffene Gewohnheiten einerseits, gegen Trotzreaktionen anderseits (auch normale Trotzreaktionen stehen manchmal einer Zwangshandlung sehr nahe). Je nachdem treten sie nur in bestimmten Situationen auf oder aber sie formen den ganzen Lebensstil, der dann nicht selten von der ganzen Familie geteilt wird.

Nach außen können Zwänge gelegentlich das Bild einer Gewohnheit oder auch einer harmlosen Besonderheit bieten. Sie können aber unter Umständen auch den ganzen Tagesablauf schwer stören, das normale Leben sehr stark behindern und sogar zu körperlichen Schäden führen.

Der Patient mit einem Zwangcharakter pflegt sich seinen Tagesablauf und oft sein Verhalten im ganzen Leben nach genauen Prinzipien, die innegehalten werden müssen, einzurichten. Dies muß nicht zu einer Beeinträchtigung des äußeren Lebens führen, wohl aber zu einer ausgesprochenen inneren Unfreiheit. Der Mensch mit einem Zwangscharakter ist an ein bestimmtes Vorgehen in einer bestimmten Reihenfolge gebunden, und er kann sein Handlungsschema nur sehr schwer oder überhaupt nicht aufgeben, solange er dazu nicht durch äußere Umstände gezwungen wird, d. h. solange der innere Zwang nicht durch einen äußeren abgelöst wird. Die von außen erzwungene Aufgabe des zwangsmäßig festgelegten Vorgehens wird dabei in der Regel je nachdem mit Wut, Unlust oder Angst erlebt. Typisch für diese Form des Zwanges ist das Schematische, das Bedürfnis, im voraus alles festzulegen und dementsprechend eine ausgesprochene Mühe, sich rasch auf unerwartete Situationen umzustellen. Beim Kinde mit diesem Verhalten führen oft Abänderungen des Tagesprogramms oder auch nur kleinere Teile desselben zu manchmal äußerst schweren affektiven Reaktionen. Es verlangt, daß Änderungen im voraus angesagt werden; es kann nur aus einem bestimmten Teller essen; es reagiert mit Wut, wenn die Mutter nicht das gekocht hat, was sie angesagt hat; es verzweifelt, wenn ein einmal geplanter Ausflug wegen schlechten Wetters nicht durchgeführt werden kann und versucht so die Familie zu zwingen, den üblichen Tagesablauf strikte inne zu halten. (Es ist kaum nötig zu sagen, daß diesem Verhalten das Leben sturer und überkorrekter Erwachsener entspricht, die sich auf „ihr" Vorgehen versteifen, sich schlecht veränderten Umständen anpassen und unnötig und sinnlos größte Genauigkeit in jedem Vorgehen verlangen, häufig auch bei ihren Mitmenschen.)

Den Zwängen liegt meistens eine schwere Angst zugrunde, die durch die genaue Ordnung und durch Kontrollen und ähnliche Maßnahmen gebannt werden muß. Zwangshandlungen haben daher oft eine magische Funktion. Häufig sind auch bei autistischen Kindern Zwangshandlungen zu beobachten. Auch bei diesen dienen sie vor allem als Angst-bannende Handlungen, deren Unterbindung oft panische Angst und Verzweiflung, manchmal auch grenzenlose Wut und Aggression auslöst.

Bei Patienten mit organischen Hirnstörungen finden sich nicht selten vereinzelte Zwänge oder sogar ein typischer Zwangscharakter. Oft ergibt die Untersuchung, daß hier der Zwang eine Methode darstellt, die organisch bedingte Unausgeglichenheit und impulsive Triebhaftigkeit zu bezwingen. Derartige Zwänge bei organisch gestörten Kindern scheinen vor allem dann aufzutreten, wenn durch eine betont moralistische Erziehung versucht wird, die Unausgeglichenheit des Patienten zu bekämpfen.

Die Prognose der kindlichen Zwänge ist im ganzen wohl wesentlich besser als die der Zwänge Erwachsener, wenn auch nicht so selten die Zwänge ins Erwachsenenalter mitgenommen werden. Oft verlieren sie sich aber spontan. Es hängt dies wahrscheinlich damit zusammen, daß das Kind dem magischen Erleben näher steht als der erwachsene Zivilisierte und später mit zunehmender Reife auf magisch wirkende Maßnahmen immer besser verzichten kann, weil es fällig ist, andere Sicherungen einzubauen. Unter Umständen kann sich allerdings auch beim Kind einmal eine Zwangskrankheit zu einer Schizophrenie entwickeln (bzw. sich eine beginnende Schizophrenie als Zwangskrankheit manifestieren).

Wahn

Der Wahn steht insofern im Gegensatz zur Pseudologie, als er eine unkorrigierbare subjektive Wahrheit darstellt. Wahnbildungen finden sich beim Erwachsenen (sofern es sich nicht um kollektive Wahnsysteme handelt) vorzugsweise bei Psychosen aber keineswegs nur bei diesen. Eine Art von Wahnsymptomen sind bei Kindern nicht so selten, wie man denken könnte. Sie sind gelegentlich, aber nicht immer Ausdruck einer Psychose. Meistens sind sich die Kinder dabei bewußt, daß sie nur „meinen", daß das Gemeinte nicht real ist, und daher verschweigen sie Wahnvorstellungen sehr häufig. Meistens handelt es sich um Vorstellungen, die Angst bereiten und damit „wirklich" sind (indem sie wirken). Selbst wenn sie vom Kind als Meinung oder Vorstellungen bezeichnet werden, so fixieren sie wenigstens zeitweise oft das ganze Sein des Patienten, z. B. in der Dunkelheit, in der Einsamkeit usw. Sie können so stark sein, daß sie subjektiv wirklicher (und damit wirksamer) sind als die Realität, nämlich der Kontakt mit der dinglichen Umwelt und den Mitmenschen. Normalerweise sind derartige Vorstellungen im Spiel des Kleinkindes zu treffen, dem die von ihm oder einem Spielpartner dargestellte Figur wirklich ist, unbeschadet der sehr oft gleichzeitig vorhandenen Einsicht, daß es sich um ein Spiel handelt. Finden sich beim älteren Kinde wahnhafte Vorstellungen, die es ganz und dauernd in Beschlag nehmen, so handelt es sich um Störungen, die oft Folge eines Ausweichens in die Phantasiewelt aus der unangenehmen äußeren Realität sein können. Daß derartige schwere Störungen damit die psychische und intellektuelle Entwicklung schwer gefährden, liegt auf der Hand.

Die Behandlung eines Wahnes durch intellektuelle Widerlegungen ist natürlich sinnlos. Intellektuelle Einsichten gelten gegenüber dem wirklichen Erleben wenig. Die Berufung auf den sogenannten gesunden Menschenverstand betont nur die Isolierung, in der sich der Patient befindet. Der Patient lebt in seinem Wahn, und man kann ihm therapeutisch in der Regel am besten dann begegnen, wenn man sich zu ihm in den Wahn begibt, mindestens indem man ihn ohne Ablehnung oder Besserwisserei zur Kenntnis nimmt. Je nachdem wird es möglich sein, den Wahn durch den so gewonnenen affektiven Kontakt anzugreifen. Er wird schwächer werden und schließlich verschwinden. In andern Fällen ist es notwendig, zusammen mit dem Patienten den Wahn zu bearbeiten, z. B. indem er bildlich oder figürlich dargestellt wird, ihn so aus einem vorerst statischen System weiter zu entwikkeln und zu verändern und ihn ähnlich vom Patienten (und mit ihm) bearbeiten zu lassen, wie dies z. B. bei einem Traum oder einer phantasierten Geschichte möglich ist.

Halluzinationen

Unter Halluzinationen verstehen wir das Erleben sinnlicher Eindrücke, denen ein reales Korrelat fehlt. Der Patient glaubt, mit seinen Sinnesorganen Vorgänge oder Gegenstände zu erfassen, die in der Realität nicht vorkommen. Da das Kleinkind Vorstellung und Realität nicht scharf unterscheiden kann, ist anzunehmen, daß der junge Mensch gelegentlich Dinge in der Außenwelt zu sehen, zu hören zu riechen glaubt, die nur in seiner Vorstellung vorhanden sind. Später, mindestens vom vierten Jahr an, sind Halluzinationen krankhaft, es wäre denn, sie würden in einer affektiv äußerst gespannten Situation auftreten. Sie sind meistens Folge einer organischen Hirnstörung, z. B. eines Fieberdelirs oder eines epileptischen Dämmerzustandes. Die organisch bedingten Halluzinationen sind meistens Primitivhalluzinationen. Der Patient sieht z. B. Blitze, ein Aufleuchten oder einfache geometrische Figuren, hört Geräusche wie von Maschinen, riecht etwas usw. Manchmal aber treten differenzierte Halluzinationen auch bei organisch bedingten Störungen auf. Solche finden sich aber eher bei endogenen Psychosen, wo sie sich in keiner Weise von den Halluzinationen erwachsener Psychotiker unterscheiden, aber viel seltener auftreten als bei diesen.

Gelegentlich werden Halluzinationen als störende, an sich sinnlose Phänomene erlebt, mit denen sich der Patient möglichst wenig auseinandersetzt. Manchmal allerdings versucht er, sie anzusprechen, ihnen auf den Grund zu gehen oder vor ihnen zu fliehen. Meistens verursachen Halluzinationen, wie jede starke Verfremdung, Angst. Dementsprechend sind schwere Angstreaktionen bei Halluzinationen keine Seltenheit. Die Behandlung der Halluzinationen ist die der Grundstörung. Wesentliche Erleichterung bringt für den Patienten ein liebevoller Kontakt zum Erwachsenen, der ihn vor dem Unheimlichen, Beängstigenden der Halluzination bis zu einem gewissen Grade schützen kann.

Von den Halluzinationen nicht immer scharf abzugrenzen sind *Illusionen*. Sie sind im Kindesalter sehr viel häufiger als Halluzinationen. Dabei wird meist schlecht Erkennbares, z. B. eine Gestalt im Schatten, entsprechend der psychischen Situation des Kindes falsch gedeutet. Der Stuhl neben dem Bett wird zum bösen Mann, ein Hundegebell wird zum Heulen des bösen Wolfs usw. Derartige falsche Deutungen treten aber auch auf, wenn eine Sinnestrübung, z. B. in einem Dämmerzustand, vorliegt, die die Umwelt nicht mehr scharf erfassen läßt. Sinnestäuschungen kommen natürlich auch beim Normalen jeden Alters nicht selten vor. Auf jeden Fall handelt es sich darum, daß der Mensch, gleichgültig ob Kind oder Erwachsener, mit den Sinnesorganen Erfaßtes entsprechend seiner Bereitschaft und Erwartung, gleichgültig ob sie krankhaft seien oder nicht, interpretiert.

Oft stehen Halluzinationen und Illusionen in engem Zusammenhang mit Wahnideen. Es ist in der Regel nicht möglich zu sagen, ob diese oder jene die Ursache des andern sind. Es handelt sich vielmehr oft um die Manifestation der gleichen Störung auf verschiedenen Ebenen.

Therapie der psychischen Störungen

Im Rahmen dieser Schrift kann unmöglich eine Anleitung zur Behandlung der psychischen Störungen des Kindesalters gegeben werden. Mögliche Behandlungsmethoden wurden schon bei der Schilderung einzelner Symptome und Syndrome erwähnt. Darüber hinaus sollen nun die Grundprinzipien der Behandlungen auf die kindliche Psyche gegeben werden. Zum Teil handelt es sich dabei um eine Zusammenfassung von früher Erwähntem.

Man unterscheidet drei Hauptformen der Behandlung,

1. *Die Milieutherapie,* die das Milieu, in dem das Kind lebt, verändert oder aber das Kind in ein anderes Milieu versetzt.
2. *Die Psychotherapie* im weiteren Sinne, die durch direkte psychische Beeinflussung des Patienten die Störung beheben will. Zu ihr gehören direkte Besprechungen, analytisch gerichtete Behandlungen (bei Kindern vor der Pubertät meist in Form der Spieltherapie) mit und ohne Deutung, ferner Suggestions- und Hypnosebehandlungen, autogenes Training und die Methoden der Konditionierung und Dekonditionierung, die auf der Lehre vom bedingten Reflex beruhen.
3. *Medikamentöse Behandlungen,* die die Grundkrankheit oder auch nur Symptome behandeln.

Bei allen drei Methoden ist die affektive Beziehung des Patienten zum Behandelnen ein wesentlicher Faktor der Wirkung. Die Übergänge zwischen den beiden ersterwähnten Behandlungsarten und der Pädagogik bzw. Heilpädagogik sind (wenigstens in der praktischen Arbeit) fließend. Selbst bei medikamentösen Behandlungen spielen erzieherische Bemühungen des Arztes oft eine mehr oder weniger große Rolle (und sollten sie nur darin bestehen, den Patienten dazu zu bringen, die Medikamente nach Vorschrift zu nehmen oder sich geben zu lassen).

Jede Therapie behandelt das ganze Kind und im Grunde genommen weder das Symptom noch die diagnostizierte Krankheit. Freilich hat sie sich unter anderm nach Symptom und Diagnose zu richten. Entsprechend dem Wesen des psychisch gestörten Kindes einerseits und der Person des Therapeuten anderseits kann die Behandlung äußerlich von Kind zu Kind und von Therapeut zu Therapeut sehr verschieden sein. Da beim Zustandekommen einer psychischen Störung nie nur das Psychische oder nur das Körperliche die Störung verursachen, sondern immer konstitutionelle, erworbene körperliche und psychogene Faktoren zusammenwirken, ist die Gleichung: organische Störung = medikamentöse Therapie; psychogene Störung = Psychotherapie, falsch. Die Behandlung bei einer Symptomatik aus dem Formenkreis der organischen Hirnstörung kann sich niemals nur auf eine körperliche (vor allem medikamentöse) Therapie beschränken. Bei psychogenen Störungen sind nicht bloß psychotherapeutische Methoden erfolgreich. Je nach der Situation und auch nach den äußeren Umständen hat die Behandlung einmal eher von der Milieu-Seite her zu erfolgen, z. B. durch eine Versetzung in ein anderes Milieu oder durch Beratung der Erzieher, oder sie wird eher medikamentös sein, oder aber schließlich den Weg der eigentlichen mehr oder weniger analytisch begründeten Psychotherapie beschreiten. Oft wird es nötig sein, alle Möglichkeiten miteinander oder nacheinander einzusetzen, um zum Ziel zu gelangen.

Milieutherapie

Die Veränderung des Milieus ist wohl die in der Kinderpsychiatrie am häufigsten angewandte therapeutische Maßnahme. Man hat darunter aber nicht nur den Milieuwechsel zu verstehen. Häufiger ist es besser, ein psychisch gestörtes Kind in seiner Umgebung zu lassen und zu versuchen, das ihm gewohnte Milieu durch Beratung und Anordnung zu verändern. Die Beratung beginnt damit, daß den Eltern und Erziehern zuerst einmal die Diagnose in verständlicher Art mitgeteilt wird und damit die zu treffenden Maßnahmen begründet werden. Dies geschieht zweckmäßigerweise ohne gelehrte theoretische psychologische Erklärungen. Die Durchführung der Anordnungen verlangt von der Umgebung oft insofern große Opfer, als sie den Familienstil beeinflussen. Änderungen in Gewohnheitshaltungen der Eltern und Erzieher sind oft nicht leicht zu erreichen. Manchmal wird die Umgebung von den Vorschriften des Arztes überfordert. Es genügt daher nur ausnahmsweise, es bei einem einmaligen Ratschlag bewenden zu lassen. Nur so können Mißverständnisse und Überforderungen erkannt werden. Durch intensive, wiederholte Besprechungen mit Eltern und Lehrern lassen sich sehr häufig erstaunliche Umstellungen in deren Einstellung und Verhalten dem Kind gegenüber bewirken. Voraussetzung zum Erfolg ist eine wohlwollende Autorität des Arztes auch den Eltern und Erziehern gegenüber und der Verzicht auf eine moralische Verurteilung des Patienten oder seiner Eltern und Lehrer. Die Beratung hat einmal darauf hinzuweisen, welche Seite des Patienten nicht mit erzieherischen Maßnahmen behandelt werden kann. Sie muß bewirken, daß die Eltern krankhaftes Verhalten nicht einfach mit Unerzogenheit, Faulheit, schlechtem Willen und dergleichen gleichsetzen. Es ist ihnen zu erklären, auf welche Eigenschaften des Patienten Rücksicht genommen, welche erzieherisch behandelt werden sollen und wie dies zu geschehen habe. Sehr wesentlich ist schließlich die Kontaktpflege zwischen den Eltern und dem Patienten, die manchmal bloß den Verzicht der Eltern auf allzu häufiges Ausgehen, ein andermal aber eine besondere Technik verlangt und eine eigentliche kleine Psychotherapie darstellt. Zu diesen Maßnahmen gehören unter anderem gemeinsames Herstellen von Süßspeisen mit der Mutter, eine leichte, ruhige, streichelnde Rückenmassage vor dem Einschlafen, gemeinsames Baden und Schwimmen mit den Eltern, gemeinsame Beschäftigung „männlicher" Art von Vater und Sohn. Werden gemeinsame Spiele angeordnet, so sind wenn möglich Beschäftigungsspiele zu empfehlen, bei denen es weder Gewinner noch Verlierer gibt und die dem Kinde einerseits eine ausgesprochene Mitbeteiligung ermöglichen, anderseits den Erwachsenen nicht langweilen. Spiele, die der Erwachsene ausschließlich aus Pflichtgefühl oder Opferbereitschaft mitmacht, die ihn aber selber nicht in ein spielerisches Verhalten bringen, haben in der Regel wenig therapeutische Wirkung. Oft genügt es allerdings nicht, einfache Maßnahmen anzuraten. Es ist vielmehr nötig, den Eltern intensive Lebensberatung zu geben, sie in ihrer eigenen Einstellung nicht mehr zum behandelnden Kinde, sondern zum Leben überhaupt zu verändern. So wird oft anstelle der Behandlung des Kindes die Behandlung der ganzen Familie nötig sein. Manchmal kann dies allerdings nur über eine intensive Psychotherapie der Eltern geschehen, besonders wenn sie ihr Kind aus neurotischen Gründen und ohne daß es ihnen bewußt ist, ablehnen. Häufig aber genügen über mehr oder weniger lange Zeit gegebene Anregungen, Ratschläge, Erklärungen und Diskussionen.

Der Milieuwechsel ist eine sehr einschneidende Maßnahme, die wenn möglich verhindert werden sollte. Er ist aber manchmal nicht zu vermeiden, sei es, daß das ursprüngliche Milieu unveränderbar schädlich ist, sei es, daß die Störungen des Kindes die eigene Familie oder die Schule so sehr belasten, daß keine anderen Möglichkeiten offen bleiben. Selbstverständlich ist dabei das neue Milieu nach den Erfordernissen des Kindes auszusuchen, was oft mit großen Schwierigkeiten verbunden ist. So gut wie immer ist es nötig, dem Kinde die Möglichkeit zu geben, sich im neuen Milieu an bestimmte Erzieher persönlich anzuschließen. Die Behandlung einer psychischen Störung in einem eigentlichen Erziehungsheim, in dem eine unpersönliche Gruppenerziehung im Vordergrund steht, ist meistens unmöglich. Sie wird im besten Falle eine äußere Anpassung für die Zeit des Heimaufenthaltes bewirken. Unpersönliche, dressierende Maßnahmen von Erziehungsheimen mit Massenbetrieb, wie sie heute noch in allen Ländern angewandt werden, kommen für Kinder mit psychischen Störungen dann in Frage, wenn infolge der psychischen Störung nicht mehr als ein guter Gewöhnungseffekt erreicht werden kann, also vor allem bei

Patienten ohne Bindungsfähigkeit, bei denen jede Hoffnung, eine solche zu entwickeln, aufgegeben werden muß. Aber auch bei nur noch gewöhnungsfähigen Kindern ist kein gutes Resultat zu erwarten, wenn das Heim nicht darauf ausgerichtet ist, für das spätere Leben zu konditionieren. So ist z. B. eine Erziehung in einem Heim, in dem nur Mädchen oder nur Knaben gehalten werden und das in erster Linie auf dem Leben und dem Arbeiten auf dem Lande beruht, äußerst problematisch, wenn das Kind später, z. B. nach Ablauf der Schulpflicht und damit in voller Pubertät unvorbereitet in die Stadt entlassen wird. Gelegentliche Besuche während des Heimaufenthaltes bei den Eltern in der Stadt können die Schwierigkeiten, die die Folge einer derartigen Betreuung sind, nicht genügend beeinflussen.

Auf der andern Seite kann ein Heimaufenthalt schon allein durch einen persönlichen Kontakt zu einem Erzieher und durch die ruhige, geordnete und reizarme Umgebung zu sehr guten Resultaten führen. Daß während des Heimaufenthaltes die Beziehung zu den Eltern, wenn immer nur möglich, nicht abgebrochen werden darf und daß während des Heimaufenthaltes die Eltern auf die Zurücknahme des Kindes vorbereitet werden müssen, leuchtet ein. Bei einem Heimaufenthalt haben sich dementsprechend soweit wie nur möglich die Maßnahmen einerseits auf das Kind im Heim, anderseits auf die zurückgebliebene Familie zu erstrecken, wenn ein Dauerresultat erwartet werden soll, es wäre denn, daß eine Rückkehr zu den Eltern von Anfang an ausgeschlossen ist und der Kontakt zu ihnen unterbunden werden kann.

Für ein Heim, das psychisch gestörte Kinder oder Jugendliche aufnimmt, kann ein Psychologe oder Jugendpsychiater ein wertvoller Helfer sein. Er wird sich aber nicht darauf beschränken können, einzelne Heiminsassen zu behandeln, sondern muß auch das Milieu, das das Heim bietet, beeinflussen. Die Zusammenarbeit zwischen den Vertretern der Pädagogik bzw. der Jugendpsychologie und Psychiatrie ist alles andere als einfach. Selbst wenn alle in ihrem Fach kompetent sind, sprechen sie verschiedene Sprachen. Die Schwierigkeit, ein gegenseitiges Verständnis zu erreichen, beschränkt sich aber längst nicht auf das sprachliche Problem. Meistens können sich beide Teile über das Ziel des Heimaufenthaltes einigen. Aufgrund der verschiedenen Konzeptionen ergeben sich aber oft gegensätzliche Ansichten über das Vorgehen dem Zögling gegenüber. Das Gespräch über diese Schwierigkeiten benötigt immer wieder viel Zeit und guten Willen. Infolge der Unterbesetzung vieler Heime an Personal und der Überbeschäftigung der Jugendpsychiater und Psychologen steht aber all zu oft nur wenig Zeit zur Verfügung. Es sind dies Mißstände, die mit der Zeit überwunden werden können, vorausgesetzt, daß die Öffentlichkeit bereit ist, die nötigen Summen aufzuwenden. Eine weitere und wahrscheinlich größere Schwierigkeit ergibt sich aber aus der Tatsache, daß

Vertreter zweier Berufsrichtungen zusammenarbeiten, zwischen denen Probleme stehen, die das Prestige, den Machtwillen, die Abwehr gegen vermeintlich oder tatsächlich zu hoch geschraubte Ansprüche und Übergriffe als Ursache haben. Dazu kommt noch, daß die Ausbildung beider Berufsrichtungen nur sehr wenig Anleitung zur Zusammenarbeit gibt. Gegenseitiges Wohlwollen, noch mehr aber die Einsicht, daß eine Vereinigung der Bemühungen der psychologisch-psychiatrischen Seite einerseits, der pädagogischen anderseits ein besseres Resultat haben werden, helfen, diese Schwierigkeiten zu überwinden oder wenigstens auf ein erträgliches Maß zu reduzieren. Dies setzt allerdings voraus, daß sich beide Seiten über die speziellen Probleme dieser Gruppierung klar sind und über genügend psychoanalytische Einsicht in ihre eigenen, meistens sehr persönliche Problematik haben.

Psychotherapeutische Maßnahmen im engeren Sinne

Zu der indirekten Betreuung des Kindes durch die oben erwähnten Maßnahmen kommen die direkten der Psychotherapie. Die Möglichkeiten der Psychotherapie sind äußerst mannigfaltig und erstrecken sich keineswegs nur auf das Gebiet der Psychoanalyse. Es gehört zur Kunst des Therapeuten, das jeweils richtige Vorgehen zu erkennen. Wesentlich dabei ist stets der gute Kontakt zwischen ihm und dem Kind. Manchmal wird es genügen, wenn er verständnisvolle Kommentare zum Benehmen des Kindes abgibt. Unter Umständen ist es aber besser, die Situation und die Störungen des Kindes nicht zu erwähnen und ihm dafür die Möglichkeit zu geben, außerhalb des gestörten Milieus eine schützende Beziehung aufzubauen. Sehr oft bleibt nichts übrig, als das Kind zu trösten, ihm orientierende Kommentare zu geben. Ihm so die Gewißheit zu vermitteln, wenigstens von einem Erwachsenen verstanden und in seinem Leben begleitet zu werden, stellt eine Maßnahme dar, die unwichtig scheinen mag, aber oft von großem Erfolg begleitet ist.

Die Psychotherapie im analytischen Sinne bildet wohl eher die Ausnahme. Sie ist vor allem dann nötig, wenn eine echte Neurose vorliegt und eine Heilung mit zudeckenden Methoden einerseits nicht günstig oder unmöglich scheint, auf der anderen Seite aber angenommen werden kann, daß das Kind fähig sein werde, mit Hilfe des Arztes die verdrängten Probleme zu verarbeiten. Die Technik derartiger Behandlungen kann sehr verschieden sein. Gelegentlich wird eine Psychoanalyse nach der klassischen Methode durchführbar sein. Um so öfter, je jünger das Kind ist, tritt an Stelle der Verbalisation die kindesgemäßere Spieltherapie. Dabei wird oft im analytischen Sinn verbal gedeutet. Oft werden die Deutungen durch das Verhalten des

Therapeuten beim Mitspielen gegeben. Manchmal wird das Kind ohne Deutung der Inhalte angeregt, seine Probleme, die ihm nicht bewußt sind, im Spiel oder in anderer schöpferischer Tätigkeit darzustellen und sie zu entwickeln und so zu einer Lösung zu bringen. Dies gilt ganz besonders dann, wenn dem Kind die Möglichkeit gegeben werden kann, über seine Probleme zu sprechen, die es aus Schamgefühl oder aus Solidarität zur eigenen Familie vor anderen verbirgt, was zu einer quälenden Einsamkeit führen kann, die allein oft mehr krankhafte Symptome verursacht als das Grundproblem an sich.

Die *Wahl der Methode* hängt jeweils nicht bloß von der Persönlichkeit des Patienten, seiner Störung und seinem Alter ab, sondern ebenso sehr von der Persönlichkeit des Therapeuten. Wirksam bei derartigen Methoden ist — besonders beim Kinde vor der Pubertät — wohl weniger die bewußte Einsicht des Kindes in die Problematik. Oft scheint es zu genügen, wenn das Kind von dieser gerade etwas ahnt. Vor allem aber ist es notwendig, daß das Kind erlebt, wie der Therapeut die Probleme mit ihm zusammen trägt, und schließlich, daß es fähig ist, sie zu ertragen, zu erkennen und zu verarbeiten. Die Heilung geht demnach weitgehend über die Identifikation des Kindes mit dem Therapeuten, ähnlich wie das normale Kind Lebensprobleme bewältigt, indem es sich mit den Eltern identifiziert und sich von ihnen getragen fühlt. Es ist demnach nicht das (aus selbstverständlichen Gründen nie erreichbare) Ziel der autoritätsfreien, nicht gerichteten Spieltherapie anzustreben, sondern es ist dafür zu sorgen, daß sich die Autorität des Therapeuten zugunsten des Patienten auswirkt und von diesem als mächtiger Schutz empfunden wird. Nur so kann der Therapeut das Kind schützend und führend durch die Bezirke seiner inneren Ängste und Nöte begleiten und leiten, und nur so kann im Kinde die nötige Entspannung erfolgen, die eine innere Entwicklung möglich macht. (Es sei am Rande vermerkt, daß der Psychotherapeut für Kinder nicht weniger gut ausgebildet sein darf als der Psychotherapeut für Erwachsene. Die kindlichen Probleme sind weder einfacher noch harmloser als die der Erwachsenen. Über das Können des Therapeuten für Erwachsene hinaus braucht er noch künstlerisch spielerische Begabung, da er ja nicht nur verbal interpretieren sondern auch mitspielen und mitgestalten muß.)

Eine besondere Technik der Psychotherapie, die beim Kinde wichtiger ist als beim Erwachsenen, ist die *Verwendung magischer Methoden*, die besonders beim jüngeren Kinde (bzw. beim noch kleinkindlichen älteren Kind) wirksam ist. Sie beruht im wesentlichen darauf, Phantasiegebilde und Vorstellungen zu realisieren, d. h. dinglich darzustellen und so gegenständlich zu machen, d. h. aus der inneren Welt des Kindes in die äußere Welt, die Realität, zu versetzen und diese Darstellungen zu bearbeiten. So werden dann wie in der primitiven Magie angstmachende Figuren geformt und unschädlich gemacht, schützende Figuren (z. B. Stoffhunde) dem Kind mitgegeben usw. Sie wirken über das magische Erleben des Kindes und sind gerade deswegen oft von großer Wirksamkeit, vorausgesetzt allerdings, daß sie auch von den Erwachsenen der Umgebung als wirkungsvoll akzeptiert werden.

Eine besondere Form der Psychotherapie ist das *Psychodrama,* in dem frei oder nach Anweisung des Therapeuten von den Kindern verschiedene Rollen gespielt werden. Dabei wird vor allem das Sozialverhalten modifiziert. Je nachdem ist es auf das reine Rollenspiel beschränkt oder aber es wird nach seiner Durchführung den einzelnen Patienten oder der ganzen Gruppe gegenüber gedeutet und kommentiert. Es entspricht vielen Kindern in hohem Maße und kann ausgezeichnete Erfolge herbeiführen.

Eine Methode der psychischen Behandlung, die erst in Entwicklung begriffen ist, ist die Verhaltenstherapie. Sie beruht auf der Voraussetzung, daß viele Verhaltensstörungen von Kindern erlernt sind und versucht, eingeschliffene oder unangepaßte Reaktionen abzubauen und neue, angepaßte herzustellen, eine Methode, die letzten Endes auf die Lehre der bedingten Reflexe von PAWLOW und die Lernpsychologie zurückgeht. Sie hat zum Ziel, durch positive (belohnende) und negative (strafende) Verstärkung alte Verhaltensmuster durch neue, angepaßte, zu ersetzen und affektiv unangepaßte Reaktionen auf bestimmte Vorkommnisse durch Desensibilisieren in angepaßte umzuformen. Die Methode hat gegenüber der analytischen Behandlung den großen Vorteil, daß sie meistens rascher zum Ziele führt. Die Indikation zur Anwedung der Verhaltenstherapie ist heute noch nicht genügend abgrenzbar. Viele heilpädagogische Maßnahmen sind diesen Methoden im Grunde genommen sehr ähnlich. Nicht so selten entwickeln auch psychisch gestörte, aber innerlich starke und entschlossene Kinder ähnliche Methoden spontan, z. B. indem sie sich bewußt wiederholt Situationen aussetzen, die ihnen Angst machen, obwohl sie wissen, daß keine reale Gefahr besteht und daß ihre Angst zwar wirklich (im Sinne von wirkend) aber objektiv beurteilt ungerechtfertigt ist.

Hypnose-Behandlungen von Kindern mit psychischen Störungen werden heute wohl nur selten durchgeführt. Es ist von ihnen kaum mehr als eine Symptomheilung zu erwarten, die aber — nicht anders als medikamentöse Behandlungen — einen Heilungsprozeß ermöglichen kann. In gleicher Art wirkt bei wenig tiefgehenden Störungen die Suggestiv-Behandlung. Suggestive Momente spielen bei den meisten therapeutischen Techniken in irgend einer Weise mit. Das autogene Training hat besonders bei Spannungszuständen oft sehr gute Erfolge. Eine besondere Form der vorwiegend heilpädagogischen Behandlungen sind die Methoden, die körperliche Bewegungen bzw. Bewegungsabläufe verwenden. Die Zusammenhänge zwischen innerer Spannung, Unruhe usw. einerseits und Bewegung und Haltung anderseits sind offensichtlich. So ist es möglich, mit Bewegungstherapien, z. B. mit Rhythmik, Eurythmie, den Methoden der psychomotricité den psychischen Zustand eines Kindes weitgehend zu beeinflussen, sei es im Sinne einer Aktivierung, einer Hemmung oder aber allgemeinen einer Harmonisierung. Dabei wird die innere Problematik des Kindes zwar nicht bearbeitet, doch kann der Behandlungserfolg es dem Kind ermöglichen, sich der Umgebung besser anzupassen und so schließlich auch selber eine Milieuveränderung zu bewirken.

Psychische Störungen im Pubertätsalter und in der Adoleszenz verlangen oft besondere Methoden des therapeutischen Vorgehens. Beim Kinde hat schon allein die Herstellung eines sicheren Kontaktes zu den schützenden Eltern (bzw. zum Elternersatz) oder zum Therapeuten eine heilende Funktion. In diesem Alter aber ist die Lösung aus der kindlichen Abhängigkeit von den Eltern eine wesentliche Seite der normalen Entwicklung. Dem entspricht die normale Tendenz, sich gegen den Einfluß Erwachsener abzuschirmen, sich eine Privatsphäre aufzubauen und sich Erwachsenen, die weitgehend mit den Eltern gleichgesetzt werden, nicht mitzuteilen. Persönliche, wertende Urteile und ermahnende Ratschläge aus therapeutischen Gründen stoßen daher oft gleicherweise auf Abwehr, die um so stärker ist, je unsicherer sich der Patient innerlich fühlt. Diskussionen um wesentliche persönliche Probleme und analytisch fundierte Methoden sind daher in der Regel erst möglich, wenn der Patient weiß, daß der Therapeut nicht einfach eine Waffe der Eltern (die die Behandlung zu bezahlen haben) ist, sondern daß er die Persönlichkeit des Patienten und ihr Recht auf eine gewisse Selbständigkeit und Geheimsphäre ernst nimmt und anerkennt. Jugendliche dieses Alters sehnen sich aber gerade wegen ihres Widerstandes gegen die Erwachsenen im Grunde genommen nach Aussprachen mit Erwachsenen. Sie wünschen, ihre Ansichten inbezug auf ihre Probleme zu kennen, fürchten aber gleichzeitig, daß ihre eigenen Meinungen, Ansichten und Verhaltensweisen abgelehnt werden und daß man ihnen „vernünftige" Vorschriften machen will. Diese Tatsachen müssen bei der Behandlung im Auge behalten werden. Es bewährt sich, vorerst die Untersuchungsergebnisse (und manchmal auch die Art, wie sie gewonnen wurden) seine ira et studio zu schildern, also die Diagnose mitzuteilen, die Auswirkungen der Störungen und die Umwelt einerseits und auf die Entwicklung des Patienten und die Behandlungsmöglichkeiten sachlich zu schildern und im übrigen diesem zu überlassen, ob eine Behandlung durchgeführt werden solle oder nicht. Je nachdem wird man sich darauf beschränken müssen, die Eltern zu beraten. Unter Umständen läßt sich der Jugendliche für eine gemeinsame Besprechung zwischen ihm, dem Psychiater und den Eltern gewinnen, wobei erneut darauf geachtet werden muß, daß dabei sein Prestige berücksichtigt wird und er nicht einfach als unmündiger Zuhörer das Gespräch zwischen den Eltern und dem Arzt anhören muß, wie das die Eltern sehr oft erwarten und wünschen. Gelegentlich kann es auch einmal vorkommen, daß der Patient in eine Behandlung einwilligt, vorausgesetzt daß die Eltern über den weiteren Verlauf der Besprechungen nicht orientiert werden. Kommentare in bezug auf die Folgen des gestörten Verhaltens werden vom Patienten in der Regel akzeptiert. Deutungen des Verhaltens im analytischen Sinne werden hingegen sehr oft als Aggression, Beschimpfung und Verurteilung aufgefaßt, und es empfiehlt sich in der Regel, nicht Interpretationen zu geben, sondern in Form von Hinweisen Deutungen vorzulegen, ohne daß der Patient gedrängt wird, dazu selber Stellung zu nehmen. Ist einmal ein echtes Vertrauensverhältnis zwischen Therapeut und Patient entstanden, kann die Behandlung den bei jüngeren Kindern oder aber bei Erwachsenen angewandten Methoden rasch angenähert werden, allerdings stets unter bewußter Wahrung des leicht verletzlichen Prestiges des Patienten.

Medikamentöse Behandlungen

Die *medikamentöse Behandlung* organischer Störungen hat sich vor allem auf das Grundleiden zu richten, soweit dies überhaupt möglich ist. Sie kann sich aber auch gegen einzelne Symptome wenden und bringt damit primär keine grundlegende Heilung, sondern nur eine Linderung oder Unterdrückung einzelner Symptome. Sie kann aber trotzdem eine endgültige und weitgehende Besserung einer Störung einleiten, indem über die Besserung eines Symptoms unter Umständen eine allgemeine Entspannung des Patienten und seiner nächsten Umgebung erfolgt. Dies kann die Beziehungen zwischen Patient und Mitmenschen unter Umständen ganz wesentlich verändern, so daß auf Grund der neuen gegenseitigen Beziehungen eine heilende Milieuveränderung entsteht. In anderen Fällen, z. B. bei einem organisch bedingten Erethismus, muß das Medikament unter Umständen sehr lange gegeben werden. Ein Abbruch der Behandlung bewirkt hier prompt einen Rückfall. Aber auch bei psychogenen Störungen wirken Medikamente oft ausgezeichnet und manchmal schlagartig, obwohl es sich immer um eine vorerst rein symptomatische Maßnahme handelt. Sie durchbrechen den Teufelskreis zwischen Milieustörung und Verhaltensstörung des Kindes, die sich gegenseitig stimulieren. Dabei ist es gelegentlich angebracht, das Medikament nicht oder nicht nur dem Kinde, sondern auch andern Familienmitgliedern zu verschreiben. Ist die Situation einmal entspannt, so gelingt es dem kindlichen Patienten oft, seine vorher unlösbaren Probleme selbst zu lösen. Manchmal werden die Probleme aber nur entaktualisiert, was den Weg zur Weiterentwicklung der Psyche aber ebenso frei geben kann wie die eigentliche Lösung des Problems.

Die Wahl des richtigen Medikamentes ist schwierig, und nicht selten müssen verschiedene Medikamente und auch Kombinationen versucht werden, bis ein optimales Resultat erreicht wird. Psychopharmaka wirken bei psychisch und vor allem bei organisch gestörten Patienten oft anders als bei gesunden Versuchspersonen, und bei Kindern sind unerwartete Reaktionen noch häufiger als bei Erwachsenen. So lassen sich inverse Wirkungen beobachten, und gelegentlich können sogar nur über inverse Wirkungen Erfolge erzielt werden. So kann beispielsweise ein erethisches Kind, das von entspannenden und beruhigenden Mitteln nicht beeinflußt wurde, gelegentlich durch ein normalerweise antriebssteigerndes Mittel beruhigt werden. Die Dosierung muß streng individuell erfolgen. Oft zeigt es sich, daß auch noch recht junge Kinder Dosen benötigen, die der üblichen Erwachsenen-Dosis nahe kommen, währenddem andere auf winzige Dosen ansprechen.

Von den verschiedenen Symptomen sprechen am besten die Depression, die Passivität, die Überbetriebsamkeit und die gesteigerte Erregbarkeit und Reizbarkeit (auch gesteigerter Trotz) an. Sehr gute Erfolge können bei Enuresis nocturna erreicht werden, besonders wenn die verwendeten Mittel einerseits die zu große Schlaftiefe, anderseits die Spannung der Blasenmuskulatur beeinflussen. Wesentlich weniger gut reagieren Ängste, vor allem Phobien, Zwänge, das Stottern und habituelle Störungen, wie sie bei neurotischen Charakterentwicklungen typisch sind. Bei Erscheinungen der Verwahrlosung, der Verwöhnung, bei autistischem Verhalten können Medikamente im besten Falle psychotherapeutische und heilpädagogische Maßnahmen unterstützen. Versuche medikamentöser Behandlung periodisch auftretender Störungen und unvermittelt auftretender Impulshandlungen (beide im Sinne des hirnlokalen Psychosyndroms) scheitern meistens, es wäre denn, es ließe sich die den psychischen Störungen zugrunde liegende organische Störung behandeln.

Wie bei jeder medikamentösen Behandlung ist darauf zu achten, daß das Medikament von den Eltern so verarbreicht wird, wie es der Arzt vorschreibt, eine Bedingung, die oft schwierig durchzusetzen ist. Kinder werden überfordert, wenn die Eltern es ihnen überlassen, an die Einnahme selbst zu denken. Eine häufige Kontrolle des Zustandes des Kindes garantiert am ehesten die vorschriftsgemäße Durchführung der Behandlung. – Die medikamentöse Behandlung wirkt nicht nur über chemische Umsetzungen. Die Art, wie das Medikament verschrieben wird, die Bemerkungen, die der Arzt dazu macht, die Besprechung von zu erwartenden Nebenwirkungen, die Einstellung der Umgebung zur medikamentösen Therapie sind am Erfolg oder Mißerfolg in hohem Maße mitbeteiligt. Häufig bewirkt die Anwendung eines Medikamentes an sich schon eine gesteigerte Bereitschaft der Umgebung, dem Patienten zu helfen. Wenn immer möglich, sollen mit dem Verordnen eines Medikamentes auch erzieherische Ratschläge erteilt werden, damit die medikamentöse Wirkung, die oft kaum in mehr als in einer Labilisierung des bestehenden Zustandes besteht, richtig ausgenützt werden kann. Dementsprechend muß für eine medikamentöse Behandlung genügend Zeit aufgewendet werden.

Die schematische Trennung der verschiedenen Behandlungsmöglichkeiten darf nicht vergessen lassen, daß sie oft am besten wirken, wenn sie kombiniert werden. Dazu ist unter Umständen eine enge Zusammenarbeit zwischen den Vertretern der Heilpädagogik und dem Arzt unumgänglich. Trotz der Aufteilung der therapeutischen Methoden in verschiedene Gruppen ist allen eines gemeinsam: Sie verlangen vom Therapeuten bzw. Heilpädagogen eine innere Zuwendung zum Kind, eine Bereitschaft, auch im vermeintlich bösen Kind den Menschen zu sehen und auf eine moralische Verurteilung des Kindes seiner Symptome wegen zu verzichten. Sie verlangen neben der Hingabe aber auch das technische Rüstzeug und Fachwissen, das unumgänglich ist, wenn die bestehende Hingabe beim Kind als heilender Faktor wirken soll. Sie sind aber alle nur dann durchführbar, wenn die wichtigsten Kontaktpersonen des Kindes sich positiv zur Behandlung einstellen.

Sachverzeichnis

Die fetten Seitenzahlen weisen auf besonders wichtige Texte hin.